精油的療癒智慧

芳療科學深度之旅

Healing Intelligence of Essential Oils
The Science of Advanced Aromatherapy

寇特‧史納伯特 博士 Kurt Schnaubelt, Ph.D. ◎著

原文嘉、林妍婷、劉語婕◎譯

原流學堂 校長 原文嘉◎審訂

審訂序

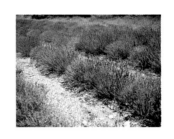

　　初次見到 Kurt 老師，是在 2000 年美國的一場芳療研討會上。當時這位化學博士在台上談論的是精油化學分子的各種特性與它們對精油療效的影響。芳療圈對精油化學分子的重視也差不多就從那個時期開始，我們彷彿像在汪洋大海中抓到一塊浮板，找到了一切解釋精油效用的答案。「哪一種精油裡面含有哪一些類型的分子，於是會有怎樣的療效特性…」逐漸成為芳療圈裡的專業公式。要談精油療效，一定會從精油的化學分子切入。

　　我們都曾如此大力推廣精油化學分子的重要性。在芳療課堂上（或是網路社群裡），不少喜愛精油的人們為了某種精油會有怎樣的功效和使用禁忌，甚至精油到底能否口服、如何口服才安全，花了不少力氣來回討論。有些討論非常精彩，只是我一直在想：大自然豈是光靠人類有限的智慧得以解釋完全的呢？

　　我們或許發現了造物主透過植物所彰顯的巧妙心思，所以在發掘真理的同時，應當以更為謙卑與感恩的態度領受這一切。現代物理學之父的愛因斯坦就曾說：

「缺乏信仰的科學是跛腳的；缺乏科學的信仰是盲目的。

（Science without religion is lame; Religion without science is blind.）」

　　為了避免讓學員們在探索精油的路上掉進牛角尖，我總是在精油化學課的一開始，用這句話當做開場白。科學與信仰本來就是一體的兩面，就像一個人的肉體與心靈，是無法切割和分開討論的。面對精油也是一樣，因著前人的耕耘，建立了許多精油化學分子的資料庫，現在我們只要上網一查，便

可以得知哪種精油分子的長相和各種特性。我們大可把某支精油所含的分子成份，經過分析後列出來，然後上網一搜，用搜尋到的結果來解釋某一款精油的療效特性（事實上過去十多年芳療圈都在做這樣的事），但是這並不代表那一整支精油在你我的身上就一定會彰顯這些「理論上」該有的效果。真正的「效果」，還是要用過才知道。

Kurt 老師在前言裡直接挑明了說，過去的十多年來，芳療圈的人們（或許也包括了你我）一直努力想向他人（或許在某種程度上也是向自己）證明精油的功效，有了「化學分子＋藥理屬性」的說法做後盾，我們也確實贏得不少肯定。只是光靠這樣的解釋方法來認識精油，只會越來越把精油「藥品化」，使我們又走回正統醫療裡使用西藥的死胡同。「思考推理」某種精油的療效其實一點都不難，但是在面對現實生活中的疑難雜症時，我們反而因為太過強調成份中的化學分子而躊躇不前，用起油來反而感覺綁手綁腳的了。

距離 Kurt 老師的上一本書出版已經好多個年頭。當我發現 Kurt 老師出了新書，光是在 Amazon 看了他寫的幾頁前言，我就立刻決定要出這本書的中文版。透過原流學堂在與世茂取得共同合作出版的細節之後，我和柳兒特別在 2013 年 10 月邀請 Kurt 老師親自到台灣舉行「植物秘語－國際深度芳療研討會」。Kurt 幽默的談吐與深入探討用油的哲學獲得極高的評價與迴響。而在本書翻譯和審訂的過程中，我更確定，這會是一本能鬆開許多精油愛好者在用油方面桎梏的寶典。

與 Kurt 老師並肩站在講台上時，回憶起十多年前遇見的那位，同樣站在台上講述著精油化學分子及藥理屬性的化學博士，我思考著：在探索精油的過程裡，Kurt 自己其實也遇到過同樣的瓶頸。當全世界的芳療師在高舉精油化學的旗幟時，他收起自己的聲音，親自走訪精油的故鄉，與當地的農夫和蒸餾商交換專業知識。他把自己丟進真實的世界裡，主動去接近那些精油植物，與它們重新建立起人與植物之間的連結，完整經歷一遍深度的香氣文化之旅。Kurt 老師把這個過程中的學習與感想，與目前生物學界最新的概念結合，內化為文字，呈現出當今芳香療法應有的新思維。

還記得研討會結束後，我回到家，孩子們剛好在看「料理鼠王」。我坐下來喘口氣，順便陪他們一起溫習這部溫馨的卡通影片。而最後美食評論家科博說的一句話，觸摸到了我的心，因為它正好呼應了我在研討會上的感想：

「美食評論家願意放下自己建立已久的權威，去接受自己未知的領域，是很值得讓人尊敬的。」

這正是我們在面對大自然的深奧時應有的謙卑態度，不是嗎？

十多年後再見到這位精油化學界的權威，我在 Kurt 老師的文字裡嚐到了這顆謙卑的果實所帶來的甘甜與感動。Kurt 老師的文字帶我們回到探索香氣的真理：引領我們看見人類與植物千萬年來密不可分的親密關係，不斷提醒我們在用油的時候，別再一直問自己「這裡面含什麼？作用是什麼？該用哪一支？」而是面對手中那瓶精油的植物，信任它會照顧你，而你的身體也早已經預備好接受它豐盛的澆灌。

「精油的療癒智慧」中文版的生成，除了感謝世茂出版社的玉珊和文君的協助，還有我在原流學堂的好伙伴柳兒和好學生妍婷共同在翻譯上所花的時間與精力。除此之外，還要特別感謝我哥哥文麟，他豐富的中醫專業背景是我在翻譯和審訂書中有關關中醫的專有名詞時最即時的幫助。

這本書，我等了很多年。相信也是你心裡一直期待的那一本芳療專書。

原流學堂校長、首席國際芳療師　原文嘉

中文版前言

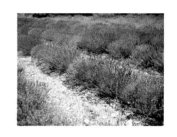

人們對芳香療法的興趣，在中國已是與日俱增。在中國文化裡，淵遠流長、奠基於藥草的療癒藝術和歷史，其中最具實證價值的便是我們如今所稱的傳統中醫（Traditional Chinese Medicine），從表面上看來，今日芳香療法在華語地區所興起的這股風潮的確頗令人驚訝。但仔細觀察，其實這種現象應該至少有兩種成因。

第一種成因是當今的全球化風潮，不只是商業行為上的全球化，還有想法和概念上的全球化。療癒方法已經不再只受限於文化起源地，比方說，目前東方的治療系統就比西方系統更受大眾歡迎，不同派系與形式的瑜伽教學也已經遍佈全球。從這個角度思考，芳香療法的這股全球化風潮便顯得十分順理成章。

觀察芳香療法的普及化實在非常有趣。人類對於植物的治療與個人照護方面的運用和研究是不分種族與時代的，然而衍生出來的結果其實深受植物在當地土生土長的特定氣候與地方文化的影響。出現在至少西元前一千年各種不同形式的香料貿易，便是其中的一個例子。薑的廣傳與南島民族大遷徙同時發生，而這個事件甚至還比香料貿易出現的時間更早，顯然早期人類的遷徙與以香料為主的植物貿易並不需要依賴什麼科技。

地中海沿岸（現稱為法國南部）的特殊溫和氣候，也造成了人類與植物之間互動的另外一種形式。最廣為人知的便是發展自十一世紀，南法格拉斯（Grasse）的人們運用來自溫和氣候地區植物花朵製成的香氛，與法國香水工業起源的故事。而萃取和蒸餾製程的發展，也是薰衣草或玫瑰這類香氛越來越受歡迎不可或缺的原因之一。雖然人們運用這些歐洲藥草的歷史更為久遠，

我們今日所了解的芳香療法，其實是藉由獲得各種大小蒸餾器材而得以廣為流傳的近代現象。芳香療法源自於法國，再傳到英國，而後沿著大英帝國之前的殖民樞紐傳遞到全球各地。

芳香療法在華語地區的崛起，顯然表示它將以一種有別於以往英系芳療的形態去發展。和許多其他在中國現代化過程中所呈現的現象一樣，芳香療法也將發展出其獨特的中式氛圍。

芳香療法在華語地區普及的第二種成因，其實是超越文化本質的生物本質。世界上的人們已經懂得如何運用藥用植物及芳香植物，以及其中可取得的特定成份。其中一個例子便是辣椒從美洲流傳到中國，或者說傳到亞洲各地的事實，但同樣反過來，東方的辛香料如丁香或肉豆蔻，也在此同時走進歐洲人的世界。

所以由此看來，東方的人們享受運用薰衣草和迷迭香的樂趣，是自然而然的事。這些植物朝著四面八方遷徙而去，而我們可以預見的是，芳香療法將會發展出其特有的亞洲觀點，至今人們鮮少耳聞的東方藥用植物與芳香植物，也將會在芳香療法的世界裡佔有一席之地。

寇特・史納伯特博士
寫於 2014 年 2 月中文版初版付梓

目錄

第一部
認識植物的語言
芳香療法的科學觀

第二部
探索精油的真偽
認識純正性、安全性、多樣性與香氣變化

第三部

精油的療癒

療程策略與方案

前言

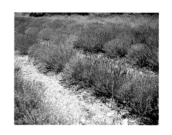

香料給了我們踏上未知境界之旅最大的獎勵。

～約翰·凱伊（John Keay）

人們想學芳香療法的動力幾乎都是出自本能的。各式各樣的課程、講師和書籍都會來滿足這個驅動力，然而學習芳療和使用精油到後來不只是這樣，它總是會轉變成一個活潑又多面向的經驗過程。普遍來說，一般

都是從一個小小的實驗舉動開始，例如用油放鬆精神或是處理疱疹問題。運氣好的話會有一點效果，我們便感到備受激勵並願意繼續用下去。假如我們擁有開放性的思考模式，並且（身、心、靈方面）不太依賴正統西藥，我們會發現用精油和其他天然方式照顧常見的不適症，反而更容易增進健康。

使用精油的過程中，最佳的境界是我們擁有足夠的信心，在不會一直反覆向正統醫療體系求救的情況下維持自己的健康。至於正統醫療的高科技和藥品，則應該是當我們認為「一定非得如此，除此之外沒有其他自然方法足夠見效」時才選擇使用的方法。在某些特定情況下，正統醫學也確實有它的重大益處。但就在同時，我們也都知道正統醫學其實是矯枉過正而且自打嘴巴，像一部沒裝汽油的法拉利跑車。如果我們將身心健康與正統醫學連結太深，就會剝奪我們原有的、健康自主的力量。

而真正寶貴的是，我們何時終於能擁有足夠的把握和定見，知道何時該請教正統醫療系統，何時該信賴自己和自然療癒的能力。認識我們的靈魂與身體如何作用運轉，以及如何維持那珍貴的自然平衡，這兩件事是無可替代的。

要達到那樣的境界，必需通過其中一個障礙，也就是造成我們對精油感到擔憂的社會規範。精油一直被認為太過強效，然而當面臨嚴重症狀的挑戰時，我們又怕用了精油沒效果。不知什麼原因，每當我們想要用精油，便直覺想到「醫療」；我們會想到那些不認同精油的醫生們。

但別忘了，我們其實早就和其他植物製品建立了融洽的關係，好比說「茶」，透過將茶葉浸泡在熱水裡，享受它帶給我們的好處與香氣。而且茶的品種有錫蘭、阿薩姆、大吉嶺、日本茶、烏龍茶、鐵觀音、祈門等，十分多元。這麼多的品種，愛茶人都知道這些茶味道不盡相同，並且擁有各種不同的生理效應。綠茶驚人的保健效果毫不費吹灰之力便得到大眾認同，很可能是因為沒有人寫過一本名叫「茶療法」的書吧！

但假如我們永遠只喝英國早餐茶，便無法發現茶奇妙多元的世界；除非透過高品質的精油體會過其中的美好，我們是無法發掘精油的真正好處的。當我們受到啟發，更深一層去探索精油，很自然地會按照我們習慣正統醫療的方式來使用它們。新舊交接，我們開始會用抗菌精油取代抗生素，因為研究顯示有些精油的確能有效對抗致病細菌。透過運用精油，便能避開抗生素的負面作用；這是邁向更健康的重要一步，因為這會讓我們的免疫反應更進步。而當我們往前邁進時，會出現更多的問題；芳香療法其中一個重要的問題便是「到底什麼是精油」。

人們會因自身文化對微妙且複雜的天然產品的扼殺而受限：將所有的負面經驗概念簡化，認為問題出在其中某一種物質而將之定罪。有些人會說他們不能喝茶，其實是因為咖啡因，同樣道理，葡萄酒也被簡化為「含酒精飲料」，結果我們通常被這些對於茶或葡萄酒大略簡化的概念綑綁住而裹足不前。這也反映出這些產品在工業化生產的機制下被均質化的問題。舉例來說，加州出產的白酒，不論酒瓶上的標籤寫的是哪一間酒莊，喝起來都得一致地「有果香」，而不是容許大自然呈現各樣多元豐富的口感與特性。有些廠商供應的散裝迷迭香精油其實是已經過處理，一磅成本不超過美金 45 元的標準化液體，使得人們毫無機會享受精油多樣性的廣度。

本書透過呈現當今芳香療法所出現的新思維（主要來自生物學的不同分支），提供使用精油極為重要的背景知識，給你獨特的應用策略。特別是有關植物物質生理活性起源的發現，給予我們很大的啟發。精油為那些喜歡與大自然和諧共處的人們提供了極大的好處，並且讓我們想要以溫和與謙卑的態度面對宇宙萬物。就像是探索著茶的世界一樣，我們可以體驗精油的精緻與優雅，而不只是談論潛在的危險性。

探索的方法之一，就是閱讀那些告訴我們如何應該和不應該使用精油的書籍。在過去，芳香療法書籍的內容，主要是在指導芳療師該如何執行工作，但本書還希望能讓一般初學者也能懂得如何運用精油來幫助自己。這種芳香療法個人化的方式是強調探索精油的功效，而非公式化地宣稱精油療效。本書希望能夠以精油驚人的益處，呈現這種存在已久卻為人所不知的芳療個人化形式。

有關於精油新的治療可能，以及其持續不斷演變的科學實證，本書中也會加以強調和說明。

如何使用本書

第一部「認識植物的語言——芳香療法的科學觀」，呈現芳香療法理論的全新概念，在演化生物學、細胞生物學和藥理學的交織之下，探索最新的發現，讓你看見特定植物物質（又稱為次級代謝物）對於人類健康極大的重要性。這些發現也會強調出（目前尚未被認可）多重成份混合物的特性（例如植物精油），會比單一成份物質的藥品具有更獨特的優勢。

第二部「探索精油的真偽——認識純正性、安全性、多樣性與香氣變化」，提供辨識精油純正度的方法，以及建立使用真正優質精油的重要觀念。其中會提到有關使用精油的錯誤危險警告，同時清楚指出真正令人擔憂的幾個重點，並提供安全使用精油的正確技巧。你也能在這部分找到實踐芳療生活的祕訣。最後還會帶你探索香氣在大自然所扮演的角色。

假如你需要的是治療處方，可以直接翻到第三部「精油的療癒——療程

策略與方案」，看看哪些精油已被證實對特定症狀有幫助，以及應用的方法。其中的配方從外用到內服，包括使用精油舒緩正統癌症治療與肝癌的副作用，以及衍生自傳統中醫對自體免疫疾病的治療建議。

在這個部份的字裡行間，你也會發現各種「精油旅程」（Essential Oil Jouneys）帶領你踏上對精油的個人探索之旅；每一段旅程會將你與一種或多種精油連結起來，同時也連結著這些精油在植物與人之間的多元文化內涵。

除了在本書中的主要內文欄位之外，你會在版面中找到一些相關的側欄專題。這些側欄專題分成六種類型，以欄框顏色區分：

- 藝術與文化中的植物：人類與植物一直在許多不同面向中相連。然而對於植物、精油和芳香療法的純粹醫藥途徑卻是自我受限的。為了讓學習芳療跳脫以往只有資料數據的枯燥模式，我們應該瀏覽植物從過去到現在一直屬於文化、儀式和宗教方面的各種不同樣貌。

- 芳療科學知多少：內文裡主要所談及的內容會進行得很快。這些科學附註會協助勾勒出主文中的主題，並提供插圖，幫助讀者瞭解文意。其中會介紹一些針對該主題探討比較深入、一般讀者容易理解的書籍，或是提供真正科學文獻的摘要，來闡明針對該主題的原始討論。一些有關精油的物理特性或分子組成的常見專有名詞也會在這裡加以說明。

- 芳療貢獻者：這些側欄會介紹一些對於芳香療法發展有所貢獻，但目前在芳療圈可能都還默默無名的人物。

- 背景資料：這部份將針對主要內文裡的主題提供更豐富的背景資料。

- 認識芳香療法：這些側欄會針對主要內文中與芳香療法應用直接相關的層面多加說明。

- 建議配方：這裡將列出一些精油的特定配方。

生物學導讀
相關概念與專有名詞

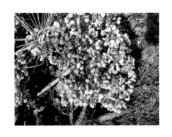

　　本書將會從生物學和化學採用許多在芳香療法的語言裡較不常見的專有名詞與概念。為了協助讀者能更順暢地閱讀本書，我將幾個最重要的專有名詞一併先在此說明。此外，在本書的最後有較完整的名詞注釋單元供你參考。

與植物物質的生理活性起源相關的專有名詞

　　植物物質可分為初級代謝物與次級代謝物兩種。

　　初級代謝物（primary metabolites）*或稱為初級植物物質*（primary plant substance），*泛指構成植物整體生物質量並進行日常活動的所有組成成份。這些成份包括蛋白質、碳水化合物、脂肪和油類，以及基因物質，例如 DNA。*

　　次級代謝物（secondary metabolites）*則是生產初級代謝物的生物合成路徑的副產物，而這些副產物恰好對植物的生存有所幫助，例如驅趕食草動物。長久以來這些物質不但成為植物的防禦機制，也是植物之間的溝通系統。精油是植物次級代謝物其中的一大類別。（其他包括花瓣裡的生物鹼、色素，都屬於次級代謝物）。就治療目的而言，次級代謝物最引起人們的興趣。*

精油的組成成份

　　精油有兩大主要成份：一類是萜類分子（terpenes），另一類則是苯基丙烷類分子（phenylpropanoids）。

　　萜類分子（terpenes）*是植物精油裡最大的組成成份。這些有機化合物幾*

乎是所有生物體內主要生物合成作用的構成要素。一直以來萜類分子是藉由分子內的萜烯單位數量來分類，用字首標示加以區別，於是有了單萜烯（monoterpenes）、倍半萜烯（sesquiterpenes）、雙萜烯（diterpenes）…等。不論是一般情況或是科學文獻方面使用，這個名詞有時候會比較狹義，也有時候會廣義一點。嚴格地說，萜類分子是含有十個碳原子以及不同數量氫原子的碳氫化合物。但是「萜類」是一個概括名詞，包括因為氧原子加入而變化過的萜類分子結構。「萜類」一詞廣義使用的統一概念是由於其生物起源，因為上述成份都源自於同一個能夠合成萜類分子、倍半萜類分子，以及最後合成類固醇和膽固醇分子的生物合成路徑。

苯基丙烷分子（phenylpropanoids）是精油的另一個主要成份類別，整個植物界都可以找到這類分子的蹤跡，是植物體內幾個結構聚合物的重要組成成份，包括苯基丙烷衍生物，例如花朵色素和香氣化合物，提供抗紫外線的保護、防禦食草動物和病原體，以及媒介植物授粉活動等功能。苯基丙烷分子按照生物合成起源來區分，主要源自於在葉綠體中的胺基酸合成作用。

分子可溶性與分子極性

區分精油分子之間物理特性的關鍵在於「親脂性」。

親脂性（lipophilic）是「油性的或是溶於油脂的，不溶於水的」意思。

親水性（hydrophilic）是「溶於水的」意思。

極性（polarity）造成分子屬於親脂性或親水性的物理及化學特性。

假如分子化學鍵中的電子是平均分享，便稱為「非極性分子（nonpolar molecules）」，該分子會具有油的特質，較不溶於水甚至完全不溶於水。若化學鍵結中的電子分享不平均，分子就會出現極性，導致該分子的水溶性增加，因此「極性（polar）」和「水溶性（water soluble）」兩詞通常可交替使用，「非極性（nonpolar）」與「親脂性（lipophilic）」亦同。

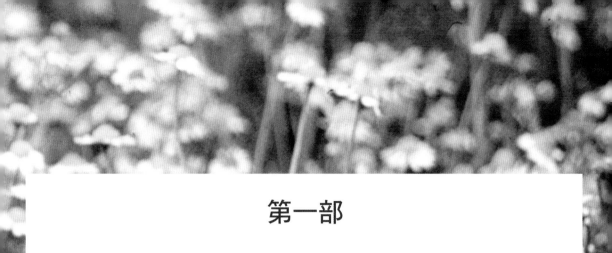

第一部

認識植物的語言

芳香療法的科學觀

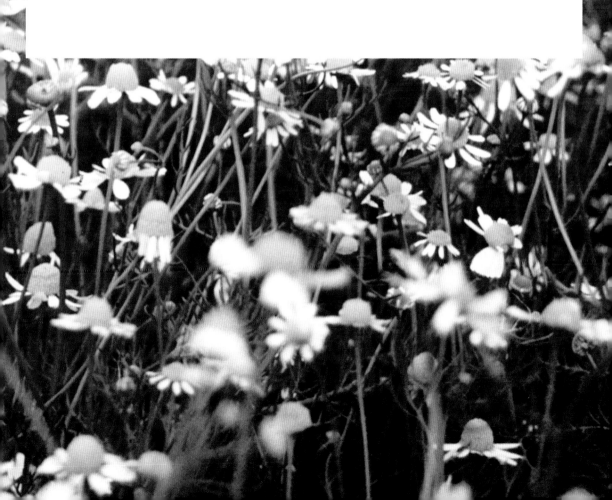

第 1 章
芳香療法的
基礎概論

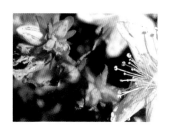

透過蒸餾花朵而取得的薰衣草精油，香氣勝過所有的香水。
～迪奧科里斯（Dioscrides），
《藥物論》（DE MATERIA MEDICA）

何謂精油？

　　「精華」（Essence）這個字的起源是有其意涵的，這可追溯到古代以及中世紀的「精質」（quintessence）一字。對柏拉圖來說，精質代表宇宙本身的構成。在中世紀，精質意味著超越土、水、火、以及風的第五元素。整個中世紀時代，諸如精華（essence）、精質（quintessence）或是精油（essential oil）等詞，用來描述在蒸餾精油不同階段所提煉出來的組成物質。透過蒸發過程將混濁且不純淨的液體，轉化為無形的氣體狀態，然後再將氣體凝結為透明、具有香氣、澄澈的蒸餾產物，正帶出了這些字詞的意涵。於是這些精華，這些蒸餾產物從神秘層次到精神層次，超越其本質的特性，開始受到人們的研究。

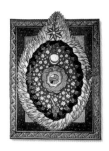

植物的藝術與文化

恩斯特・海克爾
（Ernst Haeckel）

早在二十世紀恩斯特・海克爾高度精細的手繪和影像，發表在《自然的藝術形式（Art Forms in Nature）》一書中，造成了不小的轟動。海克爾可說是第一位受到演化的奇妙所啟發，並試圖對之表達敬意的藝術家。不到二十年後，蓋特弗塞出版了《芳香療法》一書，可知植物仍是文化生活中的重要元素。

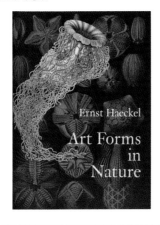

到十九世紀末以及二十世紀初期，由於化學研究已經沒有那麼神祕了，蒸餾的技法也更廣為人知，精油產品開始被視為科技進步的結果。化約主義（reductionism；將複雜的現象分成較小部分，然後分析該現象中最單純、最基本的物理機轉，用來解釋複雜現象的本質）排山倒海而來的強大趨勢，無情地摧毀了自古以來的神奇精華，將之轉變成油性或油溶性（親脂性）的動態液體，透過蒸汽蒸餾法自植物轉化的多變分子。由於分析化學的演進，人們終於可以知道精油是複雜的物質混合而成。

果然不出所料，第一本芳香療法專書由一位香水公司的化學家於 1937 年出版：瑞內・莫利・蓋特弗塞（Rene Maurice Gattefosse）的《芳香療法》。這本書的主旨就是要擁戴精油的療癒特性，並且利用當時精油中已檢測到的分子來解釋精油的療癒特性。

以正統方式探索精油的活性

芳香療法自從於近代復甦之後，很明顯地被兩種核心議題深深影響，但是人們似乎還沒有認同這兩種議題的關鍵性特色。其中一種形成現代芳香療法的議題，就是在芳療的療癒策略中，廣泛多樣的哲學思考與科學態度，而這部份我們之後將在第 6 章中探討。另一種則是想要說服正統醫學有關精油治療的好處。為了滿足這樣的期望，以科學方法解釋精油在生理學以及藥理學功效的需求變得相當高。

然而，在現代文化中，只有非常有限的傳統藥理學實證能證明精油是有科學根據的，結果導致了無法預期的問題。例如，原本只是想要解釋薰衣草精油的好處，結果很快地變成一場哲學辯論。當我們解釋薰衣草在治療燒傷的傑出表現時，卻奇怪為何不能宣稱這是一項正當的療效。然後我們發現，原來這世界上並沒有任何針對這個主題的學術研究。由於缺乏研究，所以造成人們認定薰衣草沒有療效。

這個令人不滿的現狀很普及，因為正統的學術語言就是將科學本身與化約的化學及物理學等同視之，而忽略了其他更適合用來說明天然萃取物生理效用的科學方法。結果是，人們都刻意忽略以化約論語言來迴避正確描述的實際現象。

這是正統醫學的一個關鍵問題，那些挑戰化約論解釋的事實卻被當作是不存在的。在沉默的陰謀中，正統醫療產業假裝好像這種現象根本不存在：「薰衣草不可能治療燒傷，因為沒有這方面的研究。」

為何藥理學無法說明精油的功效

要在藥理學的框架內論證合成藥物或天然物質的功效，必需先滿足以下兩個條件。第一，必須先要有個連結某種特定物質和某種特定療效的實驗。比方說，為了確定檸檬醛（citral）分子是否為一種鎮定劑，在實驗中要測量

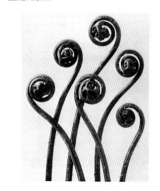

芳療貢獻者

希德貝特‧華格納
（Hildebert Wagner）

希德貝特‧華格納擔任慕尼黑路德維希—馬克西米利安大學的醫藥生物學教授超過 30 年。他發表過關於精油舒解痙攣和鎮靜效果的關鍵研究。與諾曼‧法恩斯沃斯（Norman Farnsworth）和蕭沛根（Xiao Pei Gen；譯者取諧音）的共同參與下，希德貝特‧華格納在 1970 年代代表了生藥學（Pharmacognosy，研究轉化自天然來源的藥物）進步卓越的貢獻者。

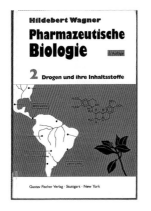

動物被這種物質誘導至睡眠的一段固定時間。在理想的實驗中，受測動物會被施予特定量的檸檬醛，讓牠們睡上特定一段時間。如果檸檬醛的劑量提高，睡眠的時間相對也會更長。

　　第二，藥理學期望能看到符合更大敘述（narrative）的實驗結果，能描述所觀測到的療效機轉。舉例來說，檸檬醛的作用像是鎮定劑，因為它能降低中樞神經系統的興奮狀態。就理想而言這種論點接下來會用另一個實驗來證明，使用較低層次結構，也就是說，不是對生物整體進行藥物測試，而是呈現檸檬醛對單一神經組織的影響。

化約法的限制

　　在化約法的實驗裡，所有可能的變因中，只有一個是可以改變的，其他的必須保持固定。相對而言這種標準化約過程對單一成份的藥物（例如阿司匹靈）效果會很好。在精油的案例中（其中潛在著非常大量對療效有貢獻的成份）這種過程是難以捉摸的，因為同樣的實驗必須針對精油內每個成份重複進行。雖然這可能是一個恰當的化約過程，執行起來卻有難度，也不足以描述一個有意義的事實。

　　為了說明多成份混合物，藥理學被迫要去挑出一個（假設的）活性成份，並測量功效，好像只是為了要建立足夠的實驗的次數，然後才能下結論，表示活性成份概念並非來自於所觀察的特殊反應，而是將之概論化，以使化約過程顯得有道理。

　　使用薰衣草精油來治療燒傷又在此成為經典的範例，它非常有效，但僅

限於芳療圈所知。藥理學並不建議使用薰衣草，因為在薰衣草精油中並未找到能呈現整支精油療效的單一活性成份。

古典研究

為了準備進入以生物學解釋精油效用的環節，我們應該先來對那些儘管面對前面所提出的限制，但的確已經透過傳統化約法實驗認可的重要精油療效做點復習。我刻意在這個章節簡短說明，因為基本上所有的細節都已經在文獻中被討論過了。儘管缺乏共同利益，這依然顯示，早在細胞生物學與演化生物學揭開芳香療法知識的新面向（這部份我們將在第 2 章與第 3 章中更進一步探索）之前，有關精油可被證實其療效的健全知識本體，就已經集結匯編而成了。

抗菌作用

精油的抗菌活性（antibactenial activity）自從 1880 年起就持續受到人們研究，精油對抗許多細菌病原體的功效，已經在無數的體外實驗中得到證實。蓋特弗塞的書中有非常多早在十八世紀後期所做相關研究的參考列表，這些研究提到了精油不但能抑制細菌生長，也能徹底殺死細菌。很可能最容易理解的研究是法國精油專家保羅·貝雷許（Paul Belaiche）在 1970 年代完成的。語言上的隔閡也正好讓那些講英語的正統藥理學擁護者拿來當作藉口，佯裝那些研究從不存在。

當精油的抗菌功效在培養皿實驗中展現時，其機轉不能套用僵化的化約論點來解釋。有別於抗生素（antibiotics）抑制單一易辨識目標的作用，精油在多重生理系統與細胞膜功能中摧毀細菌的作用，直到現在才被人們所了解（參考第 2 章）。

抗真菌功效

馬魯齊拉（J.C.Maruzella）在 1960 年間，以及培爾雀（J. Pellecuer）在 1970 年間都做過經典的研究。精油對真菌（fungi）和酵母菌（yeast）的抗真

精油之旅

原精 vs. 精油

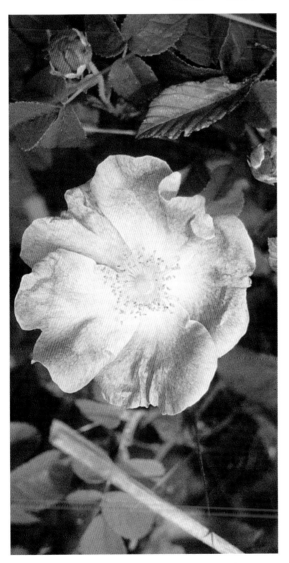

法國薔薇（*Rosa gallica*）有著無與倫比、高尚出眾的香氣。

在解釋精油以及原精（absolute）之間的不同時，有甚麼比玫瑰更好的案例呢！從千葉玫瑰（*Rosa centifolia*）中製造原精，在摩洛哥是很普遍的，而在土耳其及保加利亞則是以蒸餾大馬士革玫瑰為主，同時在伊朗及部分之前的蘇聯也是。

玫瑰精油和原精中化學成份的差異已被詳細研究。苯乙醇分子（phenyl ethyl alcohol）在玫瑰原精中的含量很豐富，然而在玫瑰精油中卻是非常少量。在香氣上的差異也非常明顯。玫瑰原精的成份比精油複雜，這是因為不同萃取方式所造成的。在原精的萃取過程中，植物的分子只需要被溶解，而不需要揮發。不容易揮發的分子並不會在精油中出現，但大多會出現在原精裡。務實地說，從昂貴的價位即可看出，原精較多被使用在奢華香水品。

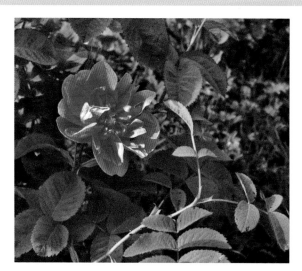

千葉玫瑰（*Rosa centifolia*）

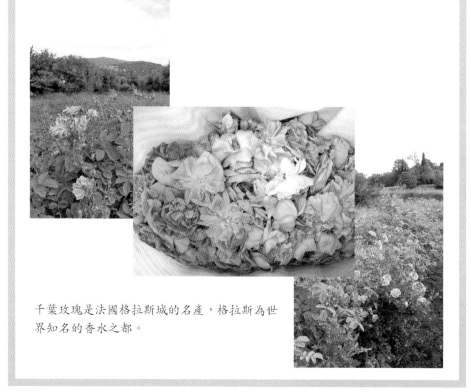

千葉玫瑰是法國格拉斯城的名產，格拉斯為世界知名的香水之都。

保羅・貝雷許
（Paul Belaiche）

保羅・貝雷許測定了超過四十精油對抗常見感染症的病原體的功效：摩根氏變形桿菌（Proteus morgani）、奇異變形桿菌（Proteus mirabilis）、普通變形桿菌-腸道（Proteus rettgeri - intestinal）、埃希氏菌屬鹼-異菌群（Alcalescens dispar）、乾燥棒狀桿菌—白喉（Corynebactrium xerosa）、黃奈瑟菌—鼻竇和耳朵（Neisseria flava）、克雷伯氏肺炎菌（Klebsiella pneumoniae）、白色葡萄球菌—食物中毒（Staphylococcus alba）、金黃色葡萄球菌—傷口（Staphylococcus aureus）、肺炎球菌（Pneumococcus），以及白色念珠菌（Candida albicans）等。

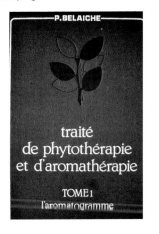

菌作用（antifungal activity）也在體外研究中獲得證實，但這些實驗仍沒有建立任何作用機制。1990 年代的研究報告顯示真菌中的固醇非敏感主要酵素「羥甲基戊二酸單醯輔酶 A 還原酶（HMG CoA reductase）」是可以被精油抑制的（參考第 13 章）。

抗炎作用

針對德國洋甘菊抗炎作用（anti-inflammative activity）的經典研究在 1980 年代出版。許多精油中的倍半萜烯碳氫（sesquiterpene hydrocarbon）化合物成份也被證實對於組織有抗發炎的功效。儘管在細胞以及生化機轉的部份當時尚未被瞭解，倍半萜烯碳氫化合物在清除自由基（發炎作用的媒介）方面有顯著的能力。

抗病毒作用

在二十世紀的頭六十年中，對病毒性疾病的理解不如今日，並且從文化背景來說也一直背負著細菌感染的陰影。人類在勤奮努力下發明了有效對抗細菌感染的抗生素，但對於病毒感染疾病卻依舊無解。

在愛滋病（AIDS）危機剛開始時，對於「病毒完全不同於細菌」的概念才在一般大眾的觀念裡開始建立起來。人們也是在此時才注意到市場上抗病毒作用（antiviral activity）的藥物非常缺乏。但是對於那些對植物療法持開放態度的人，精油可是前來營救的大英雄。

精油之旅

抗發炎的洋甘菊

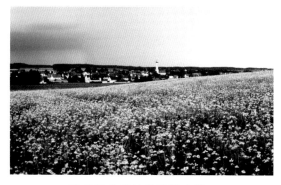

慕尼黑北邊的德國洋甘菊田

　　許多地方比如南非、尼泊爾、埃及與智利等地都有蒸餾德國洋甘菊。中歐也有許多地方例如德國、匈牙利和斯洛維尼亞種植和蒸餾德國洋甘菊。很多研究都投入在如何選種和培育出甜沒藥醇〔(-)-alpha-bisabol〕分子含量特別高的德國洋甘菊（甜沒藥醇就是這支精油主要抗發炎特性的分子）。

　　甜沒藥醇是一種敏銳的倍半帖醇成份，會隨著植物成長而氧化。氧化之後所產生的甜沒藥醇氧化物（bisabolol oxide）和甜沒藥酮（bisabolone）類型的精油，在芳療中比較不如(-)-α-甜沒藥醇類型來得令人滿意。真正含有(-)-α-甜沒藥醇類型的精油能展現廣大範圍的療效，使之成為最有價值的精油之一。

　　拿來外用時，德國洋甘菊精油具有很強的抗發炎功效；加一滴德國洋甘菊精油在洋甘菊茶中飲用可舒緩胃痛症狀。在法國的文獻中指出德國洋甘菊精油可清除傳染病發作期間以及復原後細菌廢物中的毒素。近期的研究中認同德國洋甘菊精油在解除慢性阻塞性肺病（chronic obstructive pulmonary disease; COPD）方面是罕見的有效媒介。

　　德國洋甘菊精油完全無毒性且無刺激性，相當適合用於舒緩持續存在的發炎症狀。德國洋甘菊精油用於臉部以及身體也是效果顯著。

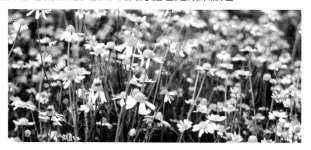

德國洋甘菊（*German Chamomile*）

精油之旅

北美茶樹和蜂香薄荷

　　茶樹（tea tree）精油已被全球使用者當作治療灰指甲的良方，也被添加到了洗髮精裡。它是一種安全並常用的抗微生物媒介，甚至在芳療圈之外也是。

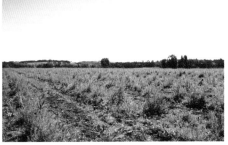

位在巴利納，新南威爾斯州（Bal-lina, NSW）的茶樹農場。種植茶樹是每個農夫的夢想，因為茶樹的生長不需要太多的照顧，當茶樹長到一定高度時，農夫就用聯合收割機來修剪，不用太多麻煩，茶樹便會重新長出新枝。

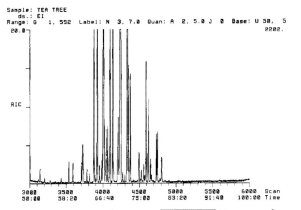

```
Sample: TEA TREE
   ds.: EI
Range: G  1,592  Label: N  3,7.0  Quan: A  2,5.0 J  0  Base: U 50, 5
 20.0                                                        2202.




RIC




      3000        3500       4000       4500      5000      5500      6000   Scan
      50:00       58:20      66:40      75:00     83:20     91:40     100:00  Time
```

每當精油蒸餾出來時，精油的價值會跟著其分析數據一起被記錄下來，以顯示出該精油中，對的精油成份以對的濃度存在。

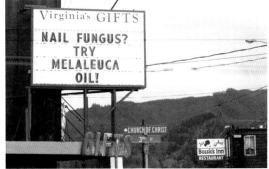

Virginia's GIFTS

NAIL FUNGUS?
TRY
MELALEUCA
OIL!

奧勒岡州鄉村一景

另一個範例是魁北克的芳療特產蜂香薄荷（*Monarda fistulosa*），具有出色的香味，並且對許多人來說，在淋浴時使用，皮膚會感到微微尖銳但很舒適的針刺感，是最有效的抗病毒精油之一，並對於上呼吸道及泌尿生殖道的感染非常有效。

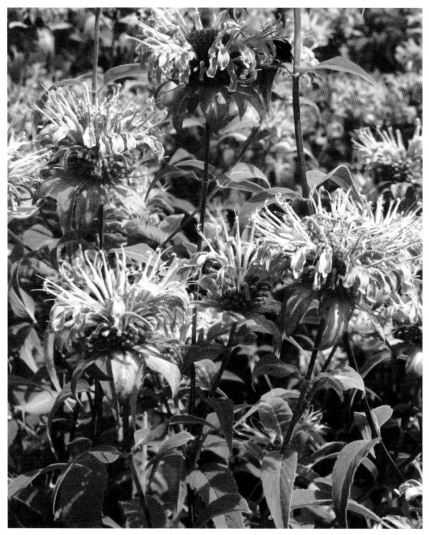

蜂香薄荷（*Monarda fistulosa*）

洛夫‧德寧格
（Rolf Deininger）

洛夫‧德寧格博士對於精油科學探索的貢獻可說是不計其數。在他數不清的貢獻裡，其中很可能包括了有關精油抗病毒作用的關鍵研究。

和許多追求發掘植物科學療癒功效的人們一樣，德寧格爾博士對醫學的歷史和文化層面也相當好奇。他在 1998 出版了《醫學的文化與信仰（Kultur und Kult in der Medizin）》一書，探索歷史中哲學趨勢下的醫學演變。德寧格博士是一個多才多藝的藝術家。以下正是他的畫作「醫學（Die Medizin）」。

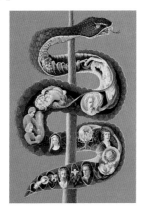

倫伯克（Lembke）和德寧格（Deininger）在 1987 年出版了關於精油以及其成份中能抗病毒（同時包括抗細菌以及抗真菌）的開創性研究。接下來全球出現更多的研究證實他們的研究。在今日，這些具有先見之明的研究為精油的非選擇性（nonselective）功效埋下了伏筆。許多精油成份能廣泛對抗病毒的功效，已經在體外實驗及偶爾在臨床試驗獲得證實。其中也有提及所觀察到的不同細胞機轉。幾乎所有精油都具有對抗疱疹病變的驚人功效，而這很可能是體驗非選擇性功效真實意義的第一手最佳範例。

對於自律神經系統的作用

1973 年由華格納（H. Wagner）所出版的經典研究，提到精油在不同藥理學模型所展現解痙攣（舒緩痛性痙攣、一般痙攣和抽搐現象）與鎮靜的功效。精油在 1970 年代的雙盲研究顯示具有舒緩及改善焦慮（anxiety）、心悸（heart）、緊張（palpitations）以及熱潮紅的功能。

近代發展

在二十世紀中期，透過當時可用的實驗方法，也累積了大量有關精油藥理學的研究資料。當時在精油抗菌力方面的研究著墨很多，並有透過測量肌肉或神經組織張力來描述其療效的研究。

之後由於 1980 及 1990 年代有更精細的方法可用，精油用於慢性、新陳

芳療科學知多少

精油與骨骼強度的原始研究摘要

由骨骼生物學團隊，臨床研究部門，瑞士伯恩大學〔（莫包爾（Muhlbauer）、羅莎諾（Lozano）、帕拉奇歐（Palacio）、瑞恩利（Reinli）及菲利克斯（Felix）〕所執行

「常見藥草、精油，以及單萜烯能有效調節骨骼新陳代謝」

在我們尋找藥草針對骨骼新陳代謝作用的研究時發現，乾燥的鼠尾草葉子能強力抑制骨質再吸收的作用。因此，我們研究了數種富含精油的常見藥草（鼠尾草、迷迭香、百里香），以及其他植物萃取出的精油（鼠尾草、迷迭香、杜松、松針、矮松、松脂和尤加利等），研究其單萜烯成份〔側柏酮（thujone）、桉葉醇（eucalyptol）、樟腦（camphor）、龍腦（borneol）、百里酚（thymol）、α-蒎烯（α-pinene）、β-蒎烯（β-pinene）、乙酸龍腦酯（borney-lacetate）、以及薄荷醇（menthol）〕，發現加入實驗鼠的食物，這些成份能抑制骨質吸收。松針精油被用來當做這方面的代表精油，它可幫助做過卵巢切除術的老鼠預防骨質疏鬆。單萜類的龍腦、百里酚、以及樟腦，則是在蝕骨細胞的骨吸收陷窩實驗中，可直接抑制蝕骨細胞（專門負責破壞骨頭的大型細胞）。非極性單萜烯分子在體外實驗中或許需要新陳代謝啟動，舉例來說，順式-馬鞭草醇（cis-verbenol）是一種在人類尿液中的α-蒎烯（α-pinene）代謝物，與其反式化合物相反，能抑制蝕骨細胞的作用。在 30 分鐘內，龍腦抑制肌動單白環的形成，這是重新吸收蝕骨細胞的一種特性，顯示細胞產生了極性化的作用。體外與體內試驗都顯示龍腦的功效是可逆的。我們的研究中首次顯示精油和單萜烯分子針對鼠類骨質再吸收，是十分有效的抑制劑。

代謝以及荷爾蒙疾病的功效獲得了認同。在 1990 年代晚期，萜類化合物以及其他精油成份抗腫瘤功效的研究如雨後春筍般出現。這些研究也已成為成功的臨床實驗。然而到了 2001 年，所有研究嘎然而止。如此大有可為的發展，為何沒有繼續更積極地進行，幾乎是明顯被放棄的程度，誰也說不明白。要是說懷疑製藥業當時可能發現這些精油處方太沒利潤，或是太容易為一般人取得而改持保留態度，似乎也不足為奇。

越來越多精油成份的生理活性被發掘出來，活性成份的概念，被擴展到多種活性成份所產生的協同效應。然而每當一種新的活性被發表，最常見的萜烯類分子就會一而再、再而三地被影射是造成該活性特色的成份。從抗病毒、抗腫瘤到影響鈣質的吸收，精油中普遍存在的化合物如沈香醇（linalool）及檸檬烯（limonene）的藥理特性逐漸受到發掘。單一活性成份只有一種或兩

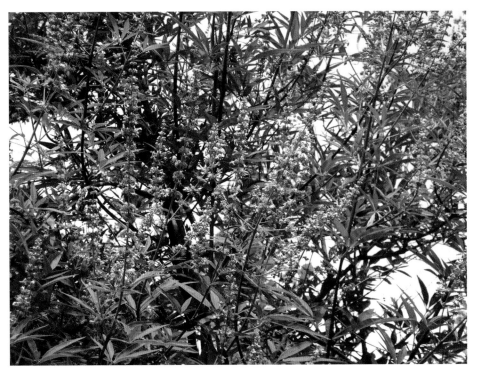

帕多瓦植物園裡一棵非常大的貞潔樹（Vitex agnus castus）：貞潔樹葉子的精油對於重新平衡黃體酮和雌激素是非常有效的，但其作用機轉目前未明。

種功效的假設，已經不再足以描述我們觀察到的事實。

　　然而，我們對精油功效的科學理解，仍舊建構在多重活性成份的概念上。公平地說，這種做法的確產生了許多有價值的觀點，即便到了二十世紀後期都還持續有重要發現，我們在此先提到幾個。

　　抗發炎（Anti-inflammative）：義大利永久花（*Helichrysum italicum*）的成份中已顯示，能藉由有效清除自由基的特性，來傳遞其組織保護與新生的作用。

　　骨質疏鬆（Osteoporosis）：在莫包爾（Muhlbauer）、羅莎諾（Lozano）、帕拉奇歐（Palacio）、瑞恩利（Reinli）及菲利克斯（Felix）所做的研究說明了，針對與低劑量雌激素（estrogen）所造成的骨質流失，常見精油是預防骨質疏鬆意想不到的有效媒介。

細胞構造及其分子構建元素

一般組成

- 水份 80-85%
- 蛋白質 10-15%，功能性成份、酵素、受體等…
- 脂質 2-5%，磷脂質、膜
- DNA 0.5%，遺傳密碼
- RNA 0.5%，幫助蛋白質合成的重要元素
- 多醣類 0.1-1%，連結的長鍊，雙股螺旋的主結構
- 鹽（離子）1.5%，信號傳遞的重要因子

胺基酸和蛋白質

- 人體中 10,000 種不同的蛋白質，是由 20 種胺基酸分子所組成
- 必需胺基酸分子無法由人體自行製造
- 胺基酸的分子結構中具有羧酸（酸性）和氨基（鹼性）
- 胺基酸的存在會使得分子具有兼性特性（amphoteric character）
- 羧基能與氨基產生鍵結，並形成一個胜肽基；透過重複這個過程，胺基酸就能建造出長鏈
- 胺基酸長鏈會扭曲、折疊和旋轉，以形成 3D 立體的蛋白質分子
- 因此蛋白質有下列幾種結構：
  ＊一級結構 ＊二級結構（a-螺旋，b-平面）
  ＊三級結構 ＊四級結構

磷脂質：生物膜的骨架

- 甘油為三個碳（C3）的分子，每個碳原子連接一個羥基（氫氧基）
- 醇類與酸類分子相互反應而形成酯類，所以脂肪酸和磷酸與甘油分子反應時便會形成三酯分子（triester）
- 由於它們的羧基（carboxyl group），脂肪酸都是酸性的。不飽和脂肪酸是細胞膜磷脂質的重要組成成份
- 磷酸的分子結構是 H_3PO_4
- 磷酸＋甘油＝甘油-3-磷酸（磷酸甘油）
- 脂肪酸能與磷酸甘油產生酯化反應
- 磷酸鹽殘餘物也能持續酯化（例如：與膽鹼反應＝三甲乙醇胺 trimethylethanolamin）

糖類與碳水化合物

- 糖類是含有一個醛基或酮基的多元醇，稱為醛糖或酮糖
- 糖類是根據碳原子數量命名的，三碳糖（trioses）、四碳糖（tetroses）、戊糖（pentoses）、己糖（hexoses），依此類推
- 糖類很容易形成環狀結構：吡喃糖（pyranoses）、呋喃糖（furanoses），以許多不同的立體異構物的形式存在
- 糖類可以與糖類連結：去掉水分子後會形成糖苷鍵（glucosidic bond）
- 多個同種或不同種類的糖分子都可形成鏈狀結構

核酸

- 去氧核糖核酸（DNA）與核糖核酸（RNA）都屬於核酸分子
- 核酸是含有許多核苷酸建構元素的天然聚合物
- 核苷酸（Nucleotides）包括磷酸、糖（戊糖）和鹼（嘧啶和嘌呤）
- 去氧核糖核酸（DNA）：其中的糖是 D-去氧核糖（D-Deoxyribose）；鹼可以是胸腺嘧啶（thymine）、胞嘧啶（cytosine）、腺嘌呤（adenine）和鳥嘌呤（guanine）
- 核糖核酸（RNA）：其中的糖是 D-核糖（D-Ribose）；胸腺嘧啶鹼則由尿嘧啶（uracyl）取代

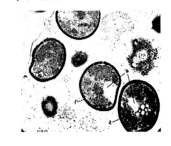

經前症候群和更年期不適：貞潔樹（*Vitex agnus castus*）已被證實對於重新平衡黃體酮（progesterone）以及雌激素特別有效，並針對經前症候群（PMS）以及更年期不適症狀（menopausal complaints）有顯著功效。

B 型及 C 型肝炎：安-瑪麗・基浩德-羅勃（Dr. Ann-Marie Giraud-Robert）博士於長期的臨床研究中表明，許多精油在 B 型和 C 型肝炎（Hepatitis B and C）的治療是有效的，但目前尚未提出任何作用機轉。（參閱第 15 章）。

精油在細胞層面的作用

儘管正統研究帶來許多針對精油療癒特性毫無價值的發現，近年來結合化學與生物學概念的創新研究卻帶出了許多新的觀點。為了協助討論這些新演化的概念，我們應該簡單介紹人體的細胞及組成，以及特別是在二十世紀最後的數十年間，一些已經在生化和細胞化學中被討論和陳述的細胞層面相關程序。

芳療科學知多少

人體如何排除酒精

從日常生活中，我們的身體排除葡萄酒或雞尾酒酒精（alcohol）成份的過程，即可看出我們有多麼依賴肝臟解毒酵素。

酒精（乙醇）的氧化，就文化意義來說是一個重要的酵素反應。我們開始喝一杯酒，如果此時特定的細胞色素酶 2E1 無法快速反應，酒精在體內的濃度就會快速到達危險邊緣。在這裡要注意一件有趣的事，並非所有的外來物質都能誘導第一階段酵素，有的甚至還會抑制它們的釋放，像可口可樂裡所使用的精油和香料就是。由於可口可樂會抑制第一階段細胞色素酶，使酒精移除的速度變得更慢，所以，蘭姆酒加可樂其實比等量的單純蘭姆酒更容易醉，所以我們還是喝汽水就好！

$$CH_3 \cdot CH_2 \rightarrow \boxed{\begin{array}{c} CH_3 \\ | \\ H-C-OH \\ | \\ OH \end{array}} \rightarrow CH_3 \cdot \mathbf{CHO} + H_2O$$

乙醇（Ethanol）經過細胞色素酶（CYP 2E1）作用的氧化反應

神經細胞的原生質膜概念

磷脂質〔大部份細胞膜（除了葉綠體以外）的主要結構脂質〕朝向細胞的內側和外側排列。

醣脂質（glycolipids）是只朝細胞外側排列的。目前針對神經細胞表面蛋白的幾乎完全糖化並沒有任何通用假說。

很明顯地，半乳糖（galactose）雖然位於細胞膜外，卻能直接（以及藉由與配體形成鍵結）有助於體內的維生訊息和控制過程。半乳糖（一種類似葡萄糖的糖類分子）與磷脂質和膽固醇，都是細胞、細胞壁和細胞間基質的基本結構物質。

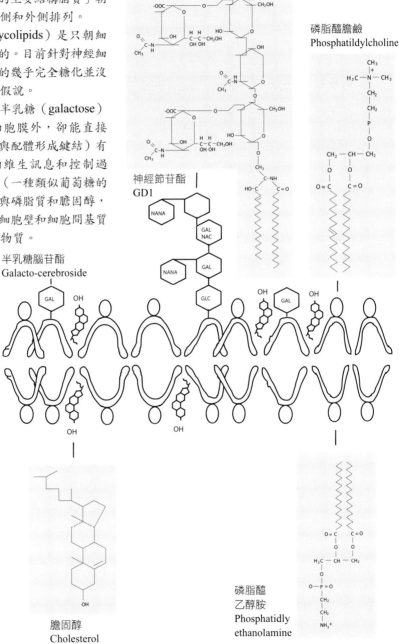

磷脂醯膽鹼
Phosphatildylcholine

神經節苷酯
GD1

半乳糖腦苷酯
Galacto-cerebroside

細胞外部

5 nm

細胞內部

膽固醇
Cholesterol

磷脂醯
乙醇胺
Phosphatidly
ethanolamine

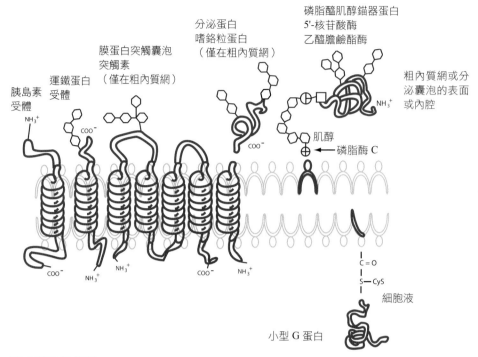

胰島素受體

運鐵蛋白受體

膜蛋白突觸囊泡突觸素（僅在粗內質網）

分泌蛋白嗜鉻粒蛋白（僅在粗內質網）

磷脂醯肌醇錨器蛋白
5'-核苷酸酶
乙醯膽鹼酯酶

粗內質網或分泌囊泡的表面或內腔

肌醇

磷脂酶 C

細胞液

小型 G 蛋白

蛋白質和脂質膜

蛋白質以不同的方式嵌入細胞膜的脂質，能形成螺旋狀的結構，讓疏水性（懼水）部位被轉向朝外，如此一來就能與膜的親脂性部份交互作用。這些表面蛋白無論在膜的內外側都可攜帶不同的功能結構，而且能多次穿越膜。蛋白質還可以透過親脂性的錨器依附到膜上。有了這麼多奠基於親脂性和親水性物質之間微妙平衡的交互作用，難怪親脂性強的精油可以對細胞膜造成多次的改變。

肝臟解毒酵素的誘導

　　許多受大眾歡迎的芳療書籍中，都有提到精油會提升解毒的功效。在《實用芳香療法》〔The Practice of Aromatherapy 翻譯自尚・瓦涅醫生（Jean Val-net）在 1964 年出版的法文芳香療法專書〕一書中提到檸檬精油對肝臟淤塞有效。現今的細胞生物學和分子生物學讓我們明白為何會如此！有很多的精油成份都會誘導所謂第一階段及第二階段肝臟解毒酵素（Phase I and Phase II liver detoxification enzymes）。傳統療癒體系會特別針對檸檬精油認同它的這種能力，甚過其單一功效的重要性，很可能與檸檬精油的取得和使用上非常方便有關。

肝解毒功能是兩個階段的過程。第一階段上場的是細胞色素 P450 酶（CYP），這是一大群具有多種功能的酵素，其透過氧化降解作用修改不屬於有機體的外來物（利用氧化反應將分子分解）。有一種細胞色素酶的衍生形式—CYP 3A4 酵素—能代謝掉所有藥物的 50%，而 CYP 2D6 酵素代謝約 30%，CYP 2C9 酵素則代謝大約 10%。

一旦第一階段酵素將外來物質氧化成更具化學反應性的分子，第二階段酵素會將水溶性的「軟」分子加到第一階段物質轉換的反應生成物中，最終的結果是一個複合的分子，它可以很容易地經由泌尿道排出。

羥甲基戊二酸單醯輔酶 A 還原酶的抑制作用

羥甲基戊二酸單醯輔酶A還原酶（HMG CoA reductase）是一個哺乳動物和植物體內的主要酵素，會控制萜烯分子、膽固醇，還會影響荷爾蒙的合成。精油可以抑制這種酵素，進而促成膽固醇的合成，而這又會牽涉到致癌物和腫瘤生長的預防或抑制。羥甲基戊二酸單醯輔酶 A 還原酶在腫瘤細胞中是有缺陷的，會不斷製造比一般需求量更多的膽固醇，進而維持腫瘤的生長。研究證實，那些有缺陷的—永遠呈開機狀態的—羥甲基戊二酸單醯輔酶 A 還原酶，是可以被精油關閉（抑制）的。

與細胞膜受體的交互作用

在細胞膜內及表面的膜蛋白—受體（receptors；審譯者按：又稱為「受器」），是幫助調節細胞過程的重要結構。受體是細胞膜結合或包被的分子，對移動分子（通常稱為配體 ligand）會作出反應，具有極高的專一性（specificity）。精油的成份對於受體的影響方式有兩種，一種是作為受體基質，進而觸發任何該特定受體所誘導的生物活

芳療科學知多少

羥甲基戊二酸單醯輔酶 A 還原酶

在植物體內，羥甲基戊二酸單醯輔酶 A 還原酶（hydroxymethylglutaryl CoA reductase）分子主要存在於生長組織的細胞裡。其蛋白質的胺基酸序列在不同物種之間顯示出非常高的一致性。在昆蟲（果蠅）和哺乳動物（倉鼠，人體）中也有一致性相當高的羥甲基戊二酸單醯輔酶A還原酶序列。這些酵素的超級結構在植物和動物之間也是相等的；它們的空間域呈現出相同的結構。

性。通常這些精油受體交互作用會造成穿過細胞膜的離子流或電位能改變，因此具有抗痙攣或類似的放鬆效果。

另一種精油間接影響受體作用的方式，是透過更改受體的表現和結構。對於瑞典伐木工人所進行的一項研究顯示，由於暴露在針葉林的萜類化合物中，工人們的新陳代謝轉換率與膜蛋白的作用表現都增加了。

與細胞核受體的交互作用

受體是將外部訊息傳送到細胞內的啟動媒介，具有觸發生物反應的能力。雖然人們對細胞膜受體的用途和功能已經相當了解，位在細胞核的受體卻大多依舊是演化生物學裡的科學謎團，功能尚未明確。然而顯然地，與這些受體交互作用的自然基質或配體，都是由體內形成或來自於自然界的。金合歡烯（farnesene）就是一個例子，存在於許多花卉精油中，能直接與細胞核上的金合歡烯受體連結。

發炎反應的介質

轉譯因子例如核因子-卡帕貝塔（NF-kappa beta）是發炎和免疫反應的關鍵調節者，是轉錄多個發炎前驅分子的重要因子。以倍半萜內酯（sesquiterpene lactones）為例，來自山金車藥草（Arnica herb）或土木香（*Inula graveolens*）或藍艾菊（*Tanacetum annuum*）精油的倍半萜內酯分子，已被證實能藉由不同發炎反應刺激源，防止像是核因子-卡帕貝塔這類轉錄因子的啟動，有效對抗發炎過程。

結論

有關精油生理療效的科學知識，最早是在活性成份概念的框架裡發展而成的。二十世紀裡絕大部份的時候，精油的生理效應被解釋為一種特定的、具有生理活性的與特定分子結構的組成結果。這個原理和理解阿司匹靈和百憂解（prozac）中的單一成份是同樣的概念。這個概念後來成為大家所公認—基本上是唯一公認—理解天然物質生理活性的方法。

檸檬香茅（Lemongrass）中主要成份檸檬醛（citral）就是一個很好的例子。由於檸檬醛在當時一些「粗糙的」藥理模型中顯示出療效，所以就被認定為是一種活性成份。在二十世紀早期化學家的想法中，檸檬香茅精油的價值是因為含有檸檬醛。這種思考來自於兩種假設：

A. 精油的活性成份是產生生理效應的原因。

B. 其解痙攣功效是檸檬醛分子的內在屬性。

儘管假設 A 逐漸地讓人們（至少在芳療圈）瞭解到精油的療癒功效其實來自於精油內所有成份的集合表現，但假設 B（療癒功能是分子的內在屬性）卻並未受到任何挑戰。目前已有最新的理解，因此過去藥理學認為「某物質的療效與其分子構成無關」的宣稱是根本不合理的。儘管分子媒介的概念已經讓我們建立了一個龐大的精油知識庫，但也成為一個陷阱，使得精油和芳香療法受到藥理學和化約論思想的限制。

近來，有機體論和演化生物學的角度已經在改變這種現象。對於化約敘述的方式無法解釋的現象，提供了合理的說明。這種發展賦予了芳香療法最深遠的含義。若要向前探索，我們必須一步一步來。

第 2 章
精油的生物活性

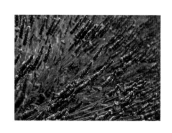

> 每當他習慣獨自在傍晚沿著露台或蓮花池邊散步，身心便會得到一種無與倫比的安定感。

> ～詹姆士‧希爾頓（James Hilton）
> 《失落的地平線》（LOST HORIZON）

芳療貢獻者

恩斯特‧邁爾（Ernst Mayr）

恩斯特‧邁爾是哈佛大學動物學系的榮譽教授。他是二十世紀最有名的生物學家之一，並且帶給演化生物學許多重要的推動力。他也是該領域許多書籍的作者與編者。他在 1997 年出版《看！這就是生物學》（This is Biology），一本極富說服力且令人愛不釋手，介紹生物學思考的特質與發展及生命科學的書。

由於依循正統醫學研究的習慣，一直以來人們對於精油療效的解釋都專注在個別化學分子成份的藥理屬性。由於我們的文化不斷高舉醫療與藥物的科學勝過所有一切，漸漸忽略精油是生物界不可或缺的一部份。

人們對精油生物本質的忽視其實已經轄制了芳香療法。這導致大家默默地假設精油的治療應用與傳統藥品是相似的。結果用來開立處方和應用精油的語言大多和用於傳統藥品的差不多。

但是只因為我們可以寫出這兩種東西成份的化學分子式，就將精油與人工合成藥品畫上等號的做法，反而會得到本末倒置的結論。人工合成藥品是在工廠製造的，好處充其量是能反映人類的獨創性，而壞處則是讓商人利用恩隆式的行銷手段大賺一筆。這些通常都是我們的戰爭文化結合最新企業經營技巧的結果。反思我們的文化中，人工合成藥品是用來對抗病原體、疾病、病菌、癌症、感染的東西，而近年來藥品更成為我們對抗生活中那些不想面對的負面現象的解藥。

精油之旅

探索跨文化的共通點

　　歐白芷根、德國與羅馬洋甘菊、蛇麻草、圓葉當歸根或西洋蓍草，是中歐氣候較為溫和地區所生產的精油。這些植物與它們的精油都擁有一些跨文化的共通點。只要有啤酒的地方，就有蛇麻草。圓葉當歸根的精油分子組成很明顯地與中國主要生產的當歸幾乎一模一樣。歐白芷根（*Angelica archangelica*）自古以來就因著許多治療特性大受讚揚。有趣的是，道家大師阮英俊先生（Jeffrey Yuen）所給的中式描述正好點到了精油最容易使用的特質。它能健脾，將無法消化之物從營養之物中區分開來，並且能迅速恢復那些體型瘦長、體重過輕，或身體無力者的體重和身體質量。歐白芷根精油和較差一等級的歐白芷籽精油氣味有著最為明顯的麝香調性，能使人舒心愉悅。（譯者按：這段描述中醫觀點的文字由於原文是用英文書寫，中譯時便以較白話文的方式翻譯。）

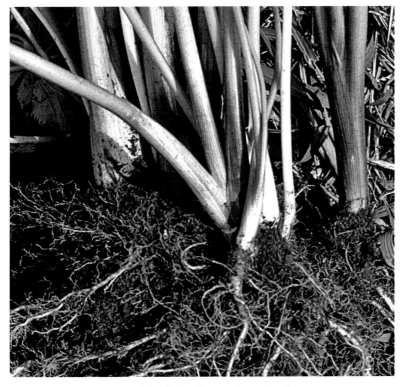

歐白芷根（*Angelica archangelica*）

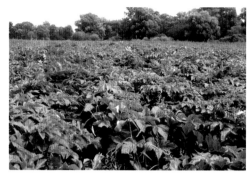

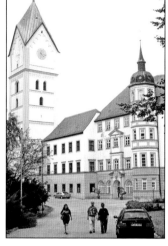

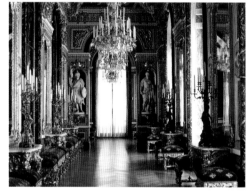

生長在溫和氣候環境下的植物，例如歐白芷、德國洋甘菊和圓葉當歸，都能在巴伐利亞地區（這座城邦令遊客們無不為其強大的農業傳統和曾經輝煌專制的過往感到驚訝）長得很好。

左上：歐白芷田
右上：沙伊埃爾恩修道院（Kloster Scheyern）
左：海倫基姆湖宮（Herrenchiemsee）

　　為了克服限制，芳香療法必須停止模仿藥物科學，並且重新肯定精油發源於自然的事實。精油的活性是因著植物界環境中各種因素而成形的。精油並非像武器般運作，而是互動的仲介者，是生命本身的關鍵成份，能自我加強構造和先決條件。

量子躍進：有機體論

　　如同第 1 章所略述的，二十世紀絕大部份的時間裡，精油的生理療效是以其中某種活性成份的分子結構來解釋。這種詮釋方式反映出當時包括活的

有機體，各種事物都能用化學和物理定律來解釋的核心信仰。在二十世紀早期，符合這種哲學定位的思想稱為「物理主義（physicalism）」。物理主義主張宇宙的本質與其中所有的都可符合物質形態。物理主義者並不否認這世界可能包含一些乍看之下並不物質的現象—生物現象、心理現象、道德現象，或社會本質等。但不論如何他們堅持這些現象都是物質或因物質而造成的。而在另一方面，「活力論（Vitalism）」認為活的有機體與非活物實體有著本質上的不同，因為活的有機體含有某種非物質性的元素，或是受不同原理支配，與非活物不同。活力論的支持者相信有某種類似生命力的東西，是無法用物理或化學定律解釋的。再多的物理理論和學說也無法停止兩派擁護者之間的科學論戰，反而是藉由現代生物學以及一種展露頭角的新概念：「有機體論（organicism）」才能解決他們之間的問題。

有機體論認為在生物體的組織分級之內，每升高一級等，其突顯特質就會提升。即使我們對其低一級等的知識（例如：物理特性和分子特性）瞭解極為詳細，也無從得知升高一級等之後會出現怎樣的突顯特質。這一點對於學習芳香療法來說有著直接的重要性，因為精油是由整株植物有機體生產的，而且它們不斷變化的組成成份恰好反映出植物與其環境之間的相互影響。所以精油也可說是植物與彼此之間和外界之間溝通的工具。

即便是生命錯綜複雜的特性裡一個最小的範圍，也能明顯觀察到植物有機體論已經賦予了精油某些特性，這些特性展現在植物與其他植物之間、以及植物和哺乳動物之間互動最微妙的地方。一個半幽默半嚴肅的例子或許可

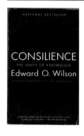

愛德華・威爾森（E. O. Wilson）

愛德華・威爾森以難以形容的方式影響了美國的公共意識。在《繽紛的生命（The Diversity of Life）》一書中提倡人們應對生物多樣性的價值有所瞭解，以及一旦這種多樣性被破壞時人類將面臨的危機。而在「Consilience＝知識大融通」一書中，威爾森以物理和化學為基礎提出將所有科學匯整的想法。

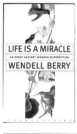

溫德爾・貝瑞（Wendell Berry）

溫德爾・貝瑞以一篇反對現代迷信的論文回應威爾森的《Consilience 知識大融通）》一書。對貝瑞而言，生命只能透過分子和物理解釋的說法簡直就是可笑至極。威爾森和貝瑞之間的對話是最迷人的現代版「物理主義者v.s.活力論者」之間的辯論，而且兩方擁護者都善於雄辯且非常具有說服力。

以說明這點：我們來看甲基蔞葉酚（Methyl chavicol）分子，這是羅勒精油的主要成份，我們無法解釋為什麼義大利料理中的青醬都是用羅勒做的，而不用同樣也以甲基蔞葉酚為主要成份的龍艾來做。這也不能解釋為什麼青醬是地中海料理的必備品，卻與荷蘭料理一點關係都沒有。

　　由於人們理解到事實上眾多的療效特性會在完整有機體層面突顯出來，這使得人們在解釋精油一系列的療效特性時，會像誦經般不停地談論其中的化學分子，這儼然已變成一種過度宣傳的全民運動。科學家注意到次級植物新陳代謝物扮演著許多有趣的角色（例如植物會發訊號給昆蟲）的同時，卻忽略了它們與日常生活全方位的互動與影響。直到現在，基本原則的改變典範才正要開始。

次級植物代謝物：刻意製造的生理活性

　　次級代謝物都是植物所製造的，即便它們並非維繫植物生存或牽繫每日經濟脈動所必需之物，並不參與植物從營養成份轉換能量或發芽的新陳代謝過程，但它們的確藉由確保植物與其他生物面對面競爭時得以生存，並克服

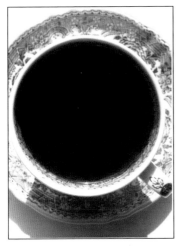

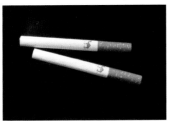

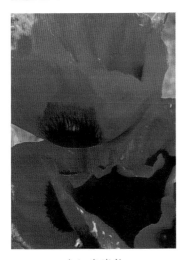

次級代謝物

萬難繁殖生命，讓植物能成功地生長。想到植物生命的有限，這其實是挺苛求的。植物並沒有免疫系統，但是仍需要對抗細菌，黴菌和病毒的挑戰，必須保護自己免於食草動物的侵擾，還要吸引授粉者的親睞，總之它們面對的是與身邊周圍世界和平共處的複雜必要條件。

由於植物不會說話也不會動，與其他植物和動物建立關係的需求必須透過發展出能引發其他生物體（在此應稱為「標的生物體」）內生理反應的分子才能達到目的。這些稱為次級代謝物的分子，為了植物的利益，會影響標的生物體的行為。這些分子會防禦、會引誘，但也會產生其他特定的相互影響。

次級代謝物透過連結標的生物體的各種（不只單一種）生理過程來達成這個目的。會被植物次級代謝物修改的主要三大類分子標的包括：

- 蛋白質
- DNA 和 RNA
- 生物膜

為了達到這種效率程度，次級植物代謝物進行了生物演化的冗長時間，經歷劇烈的分子模擬（molecular modeling），並且因此反映出生命本身的創造力。次級代謝物的複雜精細與強烈效用，成為了整個生命交響樂不可或缺的一部份。

植物的演化概述

生命的起源

- 地球的年齡有 45 億年
- 化石有 35 億年
- 最早出現的細胞含有碳、氧、氫和氮原子
- 98%的生物都由上述這些元素構成

人類需要植物

- 葉綠素啟動光合作用
- 光合作用將光能轉換成生物可利用的化學能
- 光合作用是有生命和無生命自然界之間的橋樑
- 從自給自養,類似細胞的結構中,以簡單非有機物質製造出有機分子的方法
- 植物是自製養生物;能從空氣中的二氧化碳製造它們所需的碳氫化合物
- 人類屬於非自養生物,依賴著所攝取的養份和有機體本身消化機能
- 人類的生存完全依賴植物

原核生物(Prokerotes)與真核生物(Eukaryotes)

生物細胞分成兩大類別:原核生物和真核生物。在氧氣尚未在大氣層裡累積時,那時候只有原核生物(細菌和藍綠藻,皆以單一染色體為其特徵)。當大氣中氧氣含量充沛時,真核生物(其染色體包覆在一個細胞核內,外有一層膜與細胞質隔開)便跟著崛起。

原核生物:無細胞核的單細胞生物

- 原核生物細胞 DNA 沒有細胞核將之包覆在裡面或附著在其上
- 原核生物細胞的大小從 0.1 到 1 微米(1 微米等於 1 公釐的千分之一)
- 原核生物細胞沒有內部隔間或細胞骨架

真核生物:具有內部隔間或胞器的細胞

胞器是細胞進行特定生理過程的特定區域,藉由生物膜的圈圍而分別開來。它們包括:

- 細胞核(細胞的主要胞器,把染色體與細胞質區分開來)
- 粒線體(含有許多酵素的不規則結構)
- 液泡(大型泡囊)
- 質體(通常含有精密複雜的內膜系統,最為人知的代表就是負責光合作用的葉綠體)
- 高基氏體(細胞內成疊的小泡囊,在此負責分泌一包一包的蛋白質)
- 內質網(在細胞質中分支的膜狀系統)

植物製造氧氣

- 光合作用改變了地球的大氣層
- 自給自養的生物開始將水分子分解,利用氫原子並釋放氧氣到大氣中
- 當大氣中的氧氣(O_2)轉變為臭氧(O_3),臭氧分子便可吸收紫外線
- 受到大氣中臭氧層保護,免於遭受紫外線傷害的生物體在 45 億年前便開始形成
- 氧氣量增加(原本對厭氧生物有害的)成為助益。

從芳香療法的角度來看，還有一件事要考量。植物利用與生俱來的生化路徑，建立一群結構種類多樣的次級代謝物，包括：精油化學分子、黃酮類化合物、皂苷，以及色素。這些代謝物大部份都帶極性（比非極性精油成分較溶於水）且分子量較高，存在於植物有機體內，並且當有食草動物或微生物試圖啃食時展現作用。相較之下，萜類分子和苯基丙烷分子的親脂性和揮發度就比較高。是植物與相隔一段距離以外的其他生物體溝通的主要工具。

防禦策略與分子標靶

植物必須能夠對抗許多類型的攻擊者。這點需要廣泛層面的活性特質，因為可能某種會令毛毛蟲避而遠之的物質，會是另一種小蟲的最愛。為了回應這種需求，植物採用了一種全球通用的對策：發展出能改變標的生物功能性蛋白質（主要是受體和酵素）的次級代謝物，因此也改變這些蛋白質所展現的生理過程。這可能會是種非常有效的威嚇，因為展現受體與酵素功能的蛋白質是所有細胞代謝過程的主角。把這些蛋白質展現酵素代謝過程的功能給打亂，就能有效嚇阻攻擊者的侵襲！

次級代謝物藉由兩種主要的方式展現防禦機制。有些代謝物選擇性地與特定受體互動，但絕大部份代謝物的作用功效都是非選擇性（nonselective）的。

與蛋白質分子選擇性地結合

許多次級代謝物已經演化到能與特定表面蛋白質或神經受體結合。這種次級代謝物的特定結合絕大部份出現在植物的生物鹼分子中。在精油界裡則是有某些倍半萜烯分子會與特定受體結合。

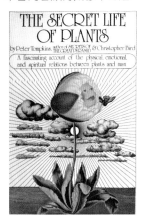

具有選擇活性（selective activity）的植物次級代謝物，普遍來說都已經被研究瞭解得差不多了。選擇活性會展現在那些與哺乳類動物的（內生性）荷爾蒙和神經傳導素（存在於兩顆可興奮細胞交接處的化學突觸中，對於轉導電子信號非常重要）的分子結構相似度高的次級代謝物身上。換句話說，植物已經有辦法將次級代謝物塑型，成為與神經傳導素例如乙醯膽鹼、血清素、正腎上腺素、多巴胺、GABA和組織胺，以及像腦內啡這種荷爾蒙相近似的分子。這種次級代謝物能像內生的訊息分子一般，與同樣的受體相互結合。

例如強心苷（heart glycosides）、來自柳樹的水楊酸衍生物（salicylic derivatives）、或從金雞納樹皮而來的奎寧（quinin；譯者按：又稱「金雞納鹼」）等這類次級代謝物的選擇活性，已經透過實驗藥理學示範證明過了。這些植物產物最後被結合在一起，成為現代醫療的武器。

即便作用早已眾所周知，人類荷爾蒙和神經傳導素分子結構與植物所製造的類複製品幾乎一模一樣的事實，還是非常驚人。植物怎麼可能製造出和人類或哺乳動物幾乎一模一樣的分子呢？答案其實很少被討論到：植物和哺乳動物的新陳代謝過程非常相似，有些環節甚至完全相同。所有生命機體的蛋

精油之旅

醫學裡的野生有機體

生物學家愛德華‧威爾森在他所著《繽紛的生命》一書中指出，很少人注意到我們其實在醫藥方面已有多麼依賴野生生物。

像阿斯匹靈這種全世界最廣為使用的藥品，是從繡線菊（*Filipendula ulmaria*）中發現的水楊酸（salicylic acid）轉化而來，之後與乙酸結合形成乙水楊酸（acetylsalicylic acid）分子，也就是效果更好的鎮痛解熱劑。在美國的藥房，四分之一開出去的處方藥裡都含有萃取自這種植物的成份。另外的 13% 來自微生物，3% 來自動物，加起來將近 40% 的藥品成份都是由有機體轉化而來的物質。然而這些成份只是眾多可用有機體轉化物的冰山一角。全世界低於百分之三的開花植物，大約 5000 到 220,000 個品種，都已經被用來探尋與研究生物鹼，只是研究的方法十分侷限和隨便，且缺乏詳細的規劃。粉紅長春花（periwinkle）的抗癌活性被發現的機率原本是微乎其微，卻因為它剛好是人們廣泛種植的品種，對其著名的抗利尿效果一直有進行研究，才有機會在抗癌活性方面展露頭角。

其實有關植物和動物在民間醫藥的珍貴記載，包括科學與民間流傳的紀錄俯拾皆是，但生物醫學研究依然隻字不提。苦楝樹（*Azadirachta indica*）是一種桃花心木的親戚，也是熱帶亞州地區的本土植物，但事實上已開發世界對它卻仍一無所知。根據美國國家科學研究委員會近期的一項報告，印度人民視香料如珍寶。「好幾世紀以來，上百萬人用苦楝樹枝刷過牙、用苦楝樹葉的汁液塗成皮膚病、喝過苦楝茶幫助身體排毒，還把苦楝樹葉放在床頭、書裡、米缸、櫥櫃和衣櫃裡驅蟲。這棵樹舒緩過各種不同的疼痛、高燒、感染和其他問題，被當地人稱為『村裡的藥房』。對那數百萬印度的居民來說，苦楝樹有著神奇的能力，而直到今天全世界的科學家們才開始思考或許那些印度人是對的。」

我們永遠都不應該將那些有關療效能力的記錄視為迷信或傳說而完全不予考慮。生物有機體可是偉大的化學家。就某種意義而言，它們針對某種特定使用目的而合成有機物質的能力可比全世界所有化學專家加總起來還強。藉著每一種植物數以百萬計的世代，動物和微生物已經透過化學物質之間的各種嘗試達到它們的特別需求。每一個品種都已經過數不清次影響其生化機制的變種和基因重組。過程中所生產的產物也一代又一代地受過自然淘汰頑強力量的試煉。而被視為神藥的植物，該品種體內的特殊化學分子類型也會因其擁有的治療功效而被精準地定位。

植物的演化

微調至恰到好處的次級代謝物

假設演化生物學會造成觀念上的劇烈轉變，某些針對進化論過程的思考似乎是有其道理的。從達爾文派的進化論觀點來看，次級代謝是沒有用處的。然而相反地，那些會製造一系列次級代謝物來幫助其生存的植物卻成功地完成它們的任務。這些植物繁殖得比其他植物更多更好，並且透過它們的繁殖，也複製了能生產有用次級代謝物的生化機轉。

相反地，那些無法靠次級代謝物增進其存活機率的植物－例如無法有效驅趕食草動物－便無法成功繁殖或逐漸死去並絕跡。當然，那些較不適合生存的次級代謝物們也會跟著這些植物消失在地球上。只有微調至最恰到好處的次級代謝物才能確保植物品種基因延續的成功。

白質、酵素和一般生化機制（初級新陳代謝）有著極高程度的一致性。生命機體的所有分子都是來自於原核細胞相同的祖傳生化機制。而所有多細胞生物共同使用真核細胞的生化機制，同樣的生物生產線通常會製造出非常相似，甚至完全一樣的分子。而從次級新陳代謝物的產物即可看出生物多樣性。

與蛋白質分子非選擇性地結合

當要選擇防禦用的分子時，蛋白質立體結構（又稱為「構象（conformation）」的干擾程度似乎成為影響植物主要策略的因素。植物修改蛋白質構象的主要策略有兩種。一種是形成具有特定蛋白質架構元素（例如氨基NH_2末端或硫氫基 SH 部位）的共價化學鍵（兩個原子之間由一對電子相連而成的鍵結）。另一種策略則是透過所謂的弱交互作用（weak interactions）；例如當親脂性的萜烯分子將自己嵌入某一蛋白質分子的親脂部份，於是改變其構象的作用）。這些策略影響著所有展現出必要分子標靶的蛋白質，不論其特定功能為何。

某些植物分子擁有已經準備好能與蛋白質分子（例如前面提及的氨基與硫氫基部位）進行共價鍵結合的結構元素。由於蛋白質分子的整體化學結構會跟著所增加（產生鍵結）的分子部分而改變，於是它們的構象也是如此。精油分子能以這種方式反應，並且透過非選擇性結合的方式大幅改變蛋白質分子的構象，例如在純正香蜂草或檸檬香茅中找到的萜烯醛分子。

蛋白質構象也可以在精油的萜烯分子與該蛋白質的親脂部份交互作用時被改變。小的親脂性萜烯分子可以把它們自己嵌入蛋白質的親脂部份，進而

改變其構象。這種交互作用稱為「弱交互作用（weak interactions）」因為過程中並沒有形成真正的化學鍵結。

分子標靶：DNA、RNA 與基因表現

　　許多植物都含有造成突變與畸形的次級代謝物（透過烴化 DNA 鹼，把自己嵌入一對 DNA 鹼中間，或氧化 DNA 等方式）。這些交互作用對植物來說都是防禦微生物甚至食草動物的有力工具，即使無法立即見效，但長期下來也是絕對有效的。這種活性其中一大部份是透過一種被稱為環氧化物（epoxides；由兩顆碳原子與一顆氧原子所形成環狀結構）的分子居中進行的。這類分子很容易與許多生物基質，如 DNA，產生化學反應。環氧化物一般來說並不會出現在精油裡，而且是植物療法避免接觸的東西。

　　次級代謝物還有另一種改變的方法，不一定是透過 DNA 本身，而是靠基因表現（gene expression）。人類擁有大約 25000 個基因，在不同細胞和器官內以不同的方式

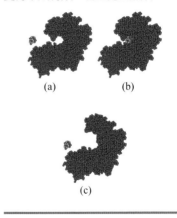
表現著。特定轉錄因子（另一種功能蛋白）也會存在，能調整基因表現。上述所描述蛋白質分子的共價與非共價變化也會影響著轉錄因子。初步實驗顯示當次級代謝物的混合物出現在植物體內時，能引發數以百計有著相關不同路徑基因的表現。

分子標靶：細胞膜

細胞膜將細胞的反應空間與其周圍環境分隔開來。若是沒有細胞膜，這世界上就不可能會有高等生物的演化過程。神經與組織細胞由大約五奈米寬的脂質膜包圍著。絕大部份水溶性分子無法穿過那層膜，只有非極性或非常小的分子，如氧氣、二氧化碳或水分子才可無拘無束地滲過細胞膜。而細胞必需進行的胺基酸與糖份的交換作用及訊號傳遞則是透過鑲嵌在細胞膜上的蛋白質分子進行。

神經和感官細胞最傑出的特性之一，就是它們產生及傳導電子訊號的能力。這其實是細胞膜分隔電荷的能力，與特定細胞膜蛋白（離子幫浦）對傳導性控制變因的影響力的綜合結果。許多精油分子的療效就是它們更改這種電子訊號發送能力的結果。它們透過兩種更改細胞膜功能的方式達到目的：

1. 他們可以將自己嵌入脂質細胞膜，與磷脂質或膽固醇分子的親脂端產生疏水交互作用（hydrophobic interactions）。如此一來精油裡的萜烯

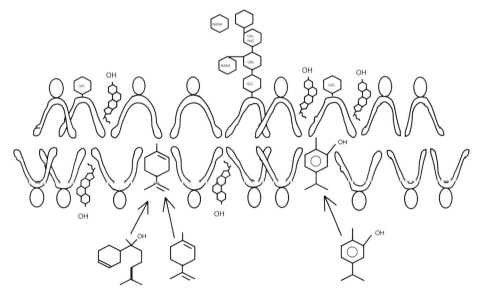

精油分子很容易就能將自己嵌入磷脂質細胞膜的親脂端。透過改變細胞膜的結構，嵌在細胞膜上的受體與離子通道的功能性也會受影響而改變功能。

分子會改變細胞膜的流動性或滲透性，最後改變到細胞膜的結構與功能。

2. 精油分子可透過附加到細胞膜蛋白質（即受體蛋白）的親脂端來改變細胞膜的功能。當萜類分子與嵌入細胞膜受體的那些部份產生疏水性交互作用時，它們會更改其構象（立體結構）進而改變其功能。一個為人所熟知的例子就是萜類分子與神經細胞膜內離子電路的相互干擾，

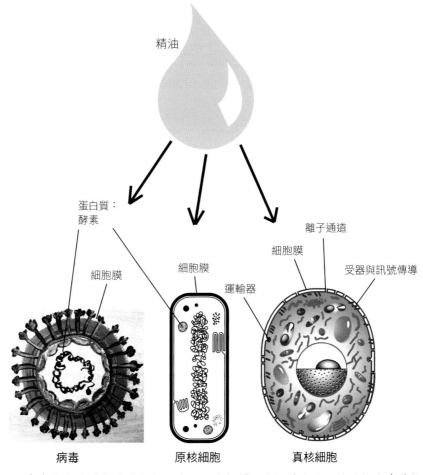

精油分子也會直接與受體或酶蛋白相互作用，這解釋了為何精油比正統的抗生素藥物具有更廣的療效範圍。抗生素概括而言會抑制原核細胞膜形成的某些特定過程，對於真核細胞的作用較差，在對抗病毒方面更是無效。

改變了神經肌肉活性以舒緩小腸平滑肌細胞的痙攣。高濃度萜類分子與細胞膜之間的相互干擾作用也會引起其催眠與麻醉效果。

植物次級代謝物的生理活性總結

我們來復習一下，植物次級代謝物利用好幾種不同的策略與分子標靶相連結：

- 與特定分子標靶例如神經元或荷爾蒙受體產生選擇性交互作用
- 蛋白質 3D 立體結構的干擾
- 與 DNA 和 RNA 的共價鍵結，改變基因表現
- 改變細胞膜通透性及細胞膜蛋白的功能

只有第一種機轉—次級代謝物與蛋白質的活性部位相互作用—是選擇性和專一性的。這種交互作用非常強大，但缺點是它們一般僅限於針對一小群擁有特定標靶的天敵。

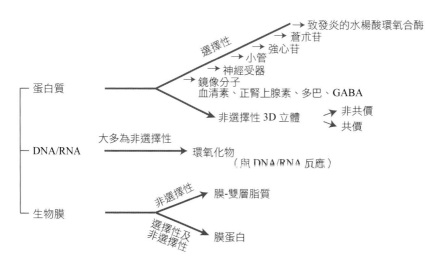

蛋白質、細胞膜以及 DNA 或 RNA，都是次級代謝物的主要目標。當次級代謝物附著特定受體蛋白時，便會出現選擇性交互作用（selective interactions）。透過與蛋白質結構元素的共價或非共價相互作用，會產生大量非選擇性的交互作用。

干擾蛋白質構象（DNA 和 RNA 結構）或細胞膜流動性的分子，很明顯都是非選擇性的。這類分子與許多不同的標靶產生交互作用。雖然是非專一性，這些交互作用卻非常有效率，會去干擾所有植物天敵體內的分子標靶。

精油之旅

植物表現

相同分子傳達著不同的訊息：
尤加利與桉油樟

　　不同植物品種只要有部份相同的化學成份，就能表現出截然不同的生理訊息。澳洲尤加利（*Eucalyptus radiata*）與桉油樟（*Cinnamomum camphora*）就是很好的例子。

　　化學分析顯示這兩種精油都含有豐富的桉樹腦（cineole）分子，同時具有標準萜烯烴（terpene hydrocarbons）及萜烯醇（terpene alcohols）的優點。然而，每個使用這兩款精油的人都知道他們之間明顯相異的療效特性。其中一例便是桉油樟對於神經系統的調理特性，這在澳洲尤加利精油身上是看不到的。光從兩支油的化學成份看不太出兩者之間的差異。

　　樟樹（*Cinnamomum camphora*）是台灣、日本南部、中國東南方，以及中南半島的本土植物。樟樹是一種化學分子變色龍，從它的身上可萃取出不同的精油。稱為「桉油樟（Ravintsara）」的精油代表桉樹腦類型的樟樹精油。芳樟的英文俗名「Ho」來自越南語，指的是沈香醇類型樟樹精油。此外，植物學家還發現了橙花叔醇（nerolidol）類型、黃樟素（safrole）類型和龍腦（borneol）類型的樟樹。而賦予樟樹名字的樟腦（camphor），則是自古以來透過蒸餾樟樹木材所得到的物質。

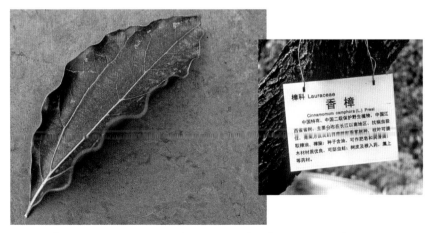

桉油樟（*Cinnamomum camphora*）拿來外用時很有效，由於具有溫和的本質及滋養調理的特性，讓它也成為可內服的精油。

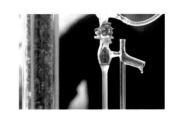

第 3 章
從生物學到
芳香療法

生物學是一門專注於探索與學習有機生命體的科學。

～ 恩斯特 · 邁爾（Ernst Mayr）

　　我們在第 2 章探索過植物是如何透過改變自體來適應週圍環境，在本章我們將探索哺乳動物們如何回應，以及演化的變化如何發展出複雜與密集的交互作用，成為一個相互依賴的生命網絡。由此可見，植物體內蘊藏的治癒力雖然看似寂靜無聲，其效果卻無法令人輕易忽視。

肝臟解毒酵素的演化

　　了解肝臟解毒酵素—以及其獨特的「解毒能力」（將生命體中的外來物質去除活性）—的形成過程是頗具啟發性的。這說明了為何植物的次級代謝物（如精油）可以帶給我們如此廣泛的益處，以及我們如何從中獲得連自己都可能從未發現過的好處。

　　當人類在地球上的數量不斷增加，就被迫要去適應全新且陌生的環境，以及過去未曾見過的食物。植物含有人體可消化的營養成份，如蛋白質、碳水化合物、脂質與油脂等，同時也有難以消化的次級代謝物（生物鹼、黃酮類化合物、苯基丙烷類分子和萜烯類分子—精油—等物質）。一開始這些次級代謝物對人體多少都具有毒性，但隨著時間的推移，哺乳動物的適應作用，發展出一套酵素，能處理這些無法消化的成份，以順利排泄出體外。我們要再強調這一點：精油是自然化學物質中，對於肝臟解毒酵素發展有功的幕後

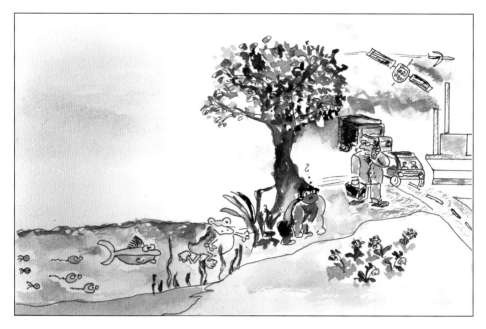

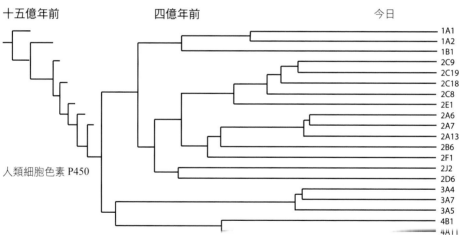

1A1
1A2
1B1
2C9
2C19
2C18
2C8
2E1
2A6
2A7
2A13
2B6
2F1
2J2
2D6
3A4
3A7
3A5
4B1
4A11

人類細胞色素 P450

細胞色素 P450（Phase I）肝臟解毒酶酵素的演化史。
（上圖水彩畫作者：Monika Haas）

推手之一，尤其是那些具有排除親脂性異生化合物質（xenobiotics 不屬於身體的親脂性外來物質）能力的肝臟解毒酵素。所以細胞色素酶 P450（肝臟中參與於第一階段解毒作用的酵素）的系統得以發展到目前的狀態。

細胞色素酶常被人們形容為「肝臟的解毒系統」或是「環境異生化合物的化學性防禦」。現今地球上所謂的「環境異生化合物」，還包含了複雜的藥物與環境汙染物。過去人體可能只使用少數幾種細胞色素酶，演變至今已至少有二十種以上在人體內辛勤地工作著，而我們的 DNA 中更保存著超過四十種以上「半休眠」狀態的細胞色素酶。可想而知細胞色素酶原本是為了解除飲食與內生性產物所產生的毒素而存在的。而至今它還能替我們去除藥物與外界污染物的毒性，確實證明了其來者不拒的「非選擇」（nonselective）特性。

芳療科學知多少

細胞色素的誘導作用

要完成外來分子的去活化作用，肝臟的第一階段酵素會將外物的基質轉變為仍具反應力的中間產物。第二階段酵素〔如尿苷二磷酸葡萄糖醛酸基轉移酶（UDP glucuronosyl transferases）、麩胱苷肽硫基轉移酶（glutathione S-transferases）與 N-乙醯基轉移酶（N-acetyl transferases）〕作用後，會再與水溶性的物質結合以完成解毒循環。細胞色素 P450 的誘導作用通常會強化肝臟的解毒作用，所以大部份的情況下它其實是一種保護機制。誘導作用是生物們在演化史中的生存利器，使生物更能面對環境的考驗，在接觸到外界異生物質（xenobiotics）後強化解毒作用。

次級代謝物：強力的排毒機制

構成人體新陳代謝機制一部份的酵素演變是透過我們與植物界和其次級代謝物的共同生存與共同演化引起的。光是這一點就能代表與植物或植物生成物之間的相互關係對於我們新陳代謝的健康運作有多麼重要。這也表示以加工食品為主的飲食習慣與我們的祖先大大不同，這些加工食品中可能含有對人體無益的化學成份，而人體並沒有酵素能夠移除這種飲食習慣裡的外來非營養物質，長期食用這些非天然的食品可能會導致化學物質的殘留與堆積體內等問題。

我們的肝臟中本來就有針對精油分子（原本被我們的身體系統視為外來異生物）移除的特定酵素，這個事實可以解釋為何精油分子真正毒性發作的情形其實並不常見。

肝臟解毒作用的另一個層面對芳香療法有著最大的影響：精油在進入人體後不只觸發本身的生物轉化（biotransformation；透過某種有機體通常是酵素進行的化學變化），還會在人體中引發一連串活潑且多樣的化學反應。無論精油啟動了肝臟解毒的第一或第二階段，肝臟所製造出來的酵素量比原本移除該用量精油所需要的更多。如此一來，先前堆積在肝臟的毒素會跟著被代謝過的精油分子一起排出體外。

抗藥性

我們都知道細菌的病原體在短短幾年內便可進化，使其對常見的抗生素產生抗藥性。這是抗生素針對的範圍狹隘所造成的結果。它們通常是高度選擇性的，只抑制病原體形成或只抑制新陳代謝過程中的單一機轉。該微生物只要轉變到剛好能避開該種抗生素的作用下倖存，它就能自由快速地繁殖。

精油分子與人造的抗生素在本質上就不相同。精油分子的非選擇性特質使得微生物們幾乎不可能發展出抗性。微生物們或許能夠抵抗它們身上某一靶點的攻擊，但即便如此，其他的靶點仍舊對精油是難以防守的。

此外，有些靶點對於該微生物的生存是非常核心且重要的，例如呼吸這回事，可不能光憑一個小小的變化就放棄掉這個重要功能。再舉一例，微生物們不可能為了抵抗精油在其細胞膜上的攻擊而作出反擊又傷害本身的細胞膜，畢竟微生物不可能不靠自己的細胞膜生存啊！

檸檬烯：簡單分子構成的複雜個體

生物演化絕大部份的時候並不會產出具有非常高特定性的代謝物，而是產出能與多種生理系統產生交互作用的成份。身為許多柑橘類或其他精油主要成份的檸檬烯（limonene）就是最好的例子。物種的演化過程已經製造出許多類似檸檬烯這種透過攜帶能影響標的生物酵素機制的植物訊號來支持生命的物質。這也是大量明顯又廣泛的生理作用出現的原因，例如移除致癌物、抑制腫瘤增生與治療皰疹病變（herpes lesions）等。

檸檬烯分子會稍微抑制第一階段肝臟解毒酵素，同時也能刺激第二階段酵素的製造。如此一來第一階段中間產物（可能是毒物或致癌物）的產生速度會減緩，而處於第二階段過程卻會更立即地去除它們。在檸檬烯分子的影響之下，潛在的致癌物質無法逗留。這個同樣的檸檬烯分子還能透過抑制羥甲基戊二酸單醯輔酶 A 還原酶（HMG CoA reductase），選擇性地抑制腫瘤細胞的增生速度。這三項功能─且很有可能還有許多其他功能─不論我們在食用柑橘類水果或使用檸檬及橙類精油時都會同時出現。這些過程都顯示精油分子的複雜性是怎麼來的，以及它們最終給予天然植物精華無可比擬的廣大療效。但是檸檬烯對人體的多方好處卻因為

芳療科學知多少

第一階段轉化的不良效果

造某些狀況下（例如在誘導作用（induction）後，第一階段與第二階段酵素之間的失衡情形），有可能細胞色素酶 P450 的氧化作用會導致有毒的、致癌的、突變的（造成突變速度增快），或具有細胞毒性的中間產物。在這種情況下，物質的毒性取決於第一階段與第二階段酵素之間的平衡狀態為何。假如第二階段釋出的酵素量不足（如酒精成癮者體內的穀胱甘肽含量常低於健康的人），這些有害的中間產物便會滯留在人體內，進而干擾到大型分子（例如 DNA）。然而，假如第二階段酵素的量足夠，這些有害的中間產物也會很快地遭到處置並被排出體外。

現代人的文化偏見與商業利益的考量而被忽視了。現代人偏好找尋或研發可以針對特定疾病（如心臟病及癌症）的藥物，而不願重視檸檬烯對肝臟解毒酵素的影響。如此一來，人們對特定療效的偏好可能擴大了經濟活動，卻令自己對健康的覺察蒙上了陰影。

多元成份與多重標靶

於是芳香療法進步的新動能來自於演化生物學與細胞生物學，因為他們強調的是精油的多靶點療效策略以及所產生精油非選擇性作用的療效相關性，這一點與原本大家對精油所認知的選擇性作用（selective effects）是相反的，而且已經被忽略很久了。了解與鑽研精油的非選擇性療效後，無疑會使我們在治療慢性（退化）疾病、自體免疫疾病以及文明病等疑難雜症時開啟更多的治療選擇。

藝術與文化中的植物

植物圖像研究

植物圖像研究是一種全球性的現象。草木與花朵的姿態常被記錄於秘魯門版畫（Peruvian retablos）上（一種帶有門的輕便木箱，在裡外畫上各種圖像，箱中更有精緻的人偶雕塑，描述著宗教、歷史或日常瑣事等主題的安地斯民間藝術）。本圖為現今僅存的少數的秘魯傳統藝術家尼卡利歐·尹曼內斯（Nicario Jimenez）的作品，名為「亡者之日（Dia de los Muertos）」。

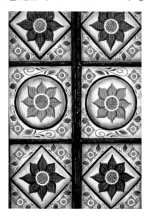

我們已經了解到植物的次級代謝物可以與各種廣泛類型的分子標靶互動。但是次級代謝物的使命並不只如此；它們會更進一步發展出一套能符合攻擊者多樣性的獨特防禦機制。它們不會只發展出一兩種防禦機制，而是每種成份具有多工的防禦特性。這些成份混合在一起能同時干涉動物及原核生物（如：細菌）細胞裡的大量分子標靶。

在麥可·溫克（Michael Wink）教授所發表的「植物醫藥中多元成份混合物的演化優勢與分子作用模式（Evolutionary Advantage and Molecular Modes of Action of Multi Component Mixtures in Phytomedicine）」一文中，他主張植物的次級代謝物在醫療方面的應用，並且將其中具有高度療效價值的活性做個概述：

植物利用不同結構類型所製造的次級代謝混合物來保護自己不受食草動物、細菌、真菌與病毒的侵害。由於這些次級代謝物並非結構隨便的分子，而是經由幾百萬年的演化，在不斷地篩選之下最適合對抗環境的活性成份。而根據它們過去在植物體中常對抗的入侵者（細菌、真菌與病毒），我們也可以有樣學樣地使用精油處理微生物或病毒造成的感染。

溫克教授確信精油日後對醫藥的影響只會日益俱增，倘若能從生物演化的觀點進行研究，包括抗微生物、癌症、炎症與基因表現（gene expression）等方面的影響，都是很好的研究方向。

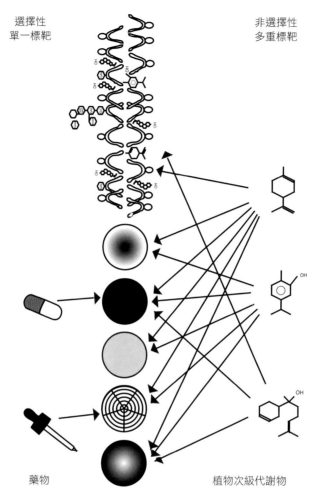

選擇性
單一標靶

非選擇性
多重標靶

藥物　　　　　　　　　　　　　　　　植物次級代謝物

本圖為單一與多重標靶策略的比較，圓形的是蛋白質與生物膜，代表分子標靶。

抗微生物

　　植物製造的抗微生物物質，對於微生物較不具專一性，與現代醫藥界已沿用五六十年的抗生素有著很大的不同。兩者本質上的差異在於抗生素是從某種細菌中演化出來，對抗另一種細菌的物質。由於許多病原體對於特定典型抗生素已經產生抗藥性，例如抗藥性金黃色葡萄球菌（MRSA），植物以不同模式對抗微生物的特性便不容忽視。

癌症

植物也會製造對動物或人體細胞帶有毒性的次級代謝物。這些物質通常被視做毒物，在植物療法中也會避免使用，但有趣的是，它們卻可能具有抑制癌細胞或角質細胞快速增生（如牛皮癬）的特性。這類具有細胞毒性的次級代謝物通常有幾種特性，例如透過特殊的皂苷（saponins）通透生物膜、透過添加乙基或甲基進行分子烷化（alkylating）、嵌入 DNA，或是干擾細胞膜上的關鍵蛋白質的運作，（例如：細胞中的微管（microtubules）、拓撲異構酶 DNA（topoisomerase I））。一般來說，細胞死亡的成因多為細胞程式死亡（apoptosis）而非細胞壞死（necrosis），細胞程式死亡通常是透過細胞自毀作用，而非透過細胞壞死作用（是細胞本身的生理因素而非病理因素）。

發炎：活性氧分子

活性氧分子（ROS，又稱「自由基」）是在生物體內生成，但通常是受到外在因素而誘發的物質，也是動脈硬化、心臟病與老化等問題的肇因之一。含有共軛雙鍵（單鍵與雙鍵交替連接，使電子容易移位）的次級代謝物，例如永久花，可以作為自然界中的「自由基清除劑」（能將自由基分子上未成對的電子纏住或降低它們的活性的物質），

所以適應症的範圍相當廣泛。

訊息傳遞

　　許多植物次級代謝物能參與人體神經傳導的過程。它們能與某些特定受體、離子通道、乙醯膽鹼酯酶（acetylcholine esterase；可參考「適用於嘔吐與反胃感的精油」部分）、蛋白激酶（protein kinase），以及突觸前細胞的轉運蛋白（能刺激突觸後細胞）等物質交互作用。例如纈草、咖啡、茶與聖約翰草等。

炎症連鎖反應：環氧化酶、細胞激素與核因子—卡帕貝塔

　　大多數的植物次級代謝物對於治療傷口、感染或其他疾病引起的發炎皆有良好的效果。引起發炎症狀的蛋白質分子如環氧化酶（Cyclooxygenase）與細胞激素（Cytokines；細胞釋放的小型蛋白質分子，會影響其他細胞的行為）等物質，會被次級代謝物的非選擇性療效調整，使得發炎症狀減輕。

天然多重成份混合物的潛在應用範圍

感染

細菌、病毒、真菌

細胞毒性

抑制癌細胞快速增生的潛力

發炎

抵消活性氧分子（ROS）的自由基清除劑、刺激原、致幻劑、類纈草鎮定劑

發炎連鎖反應

環氧化酶、細胞激素、核因子-卡帕貝塔（NF-kappa-beta）、減緩或調節組織胺的作用、糖皮質激素〔glucocorticoides；屬於類固醇荷爾蒙分子，例如氫基皮質酮（hydrocortisone）與可體松（cortisol），是抑制人體發炎反應的重要分子〕。

基因表現

透過轉錄因子（transcription factors）上下來回的調節作用，轉錄因子也是蛋白質轉化的標靶。

基因表現

　　由於蛋白質分子會控制基因表現的機轉，次級代謝物對蛋白質標靶的作用也會以多效性（具多方效果）的形式影響基因表現。炎症及心臟、循環系統、消化系統、肝臟、腎臟以及生殖系統等器官的疾病都有好幾種基因與蛋白質參與。雖然這方面的研究才剛起步，但是前面所提到有關北歐斯堪地納

精油之旅

北非的精油

摩洛哥自古就是許多芳香與藥草植物的產地，當地有很多植物被香水業的巨擘視為珍寶，從培植、採收到萃取精油或原精皆一手包辦（例如玫瑰）。此外，當地還有蒸餾商生產各種摩洛哥的代表精油，如大西洋雪松與摩洛哥特有的艾草－白草艾（*Artemisia herba alba*），但其中最令人夢寐以求的精油就非藍艾菊（*Tanacetum annuum*）莫屬了，一般又稱為摩洛哥藍甘菊。

摩洛哥藍艾菊（*Tanacetum annuum*）

在秋天採收的摩洛哥藍艾菊是芳香療法的珍寶，因為它的精油含有著一系列的倍半萜內酯類分子（sesquiterpene lactones；泛指一大群具生理活性的倍半萜烯衍生物；「內酯」是指有一個酯類結構在分子內形成，導致環狀的分子結構）。倍半萜內酯化合物可以抑制一種名為核因子-卡帕貝塔（NF-kappa beta）的轉錄因子，這個因子在銜接發炎連鎖反應方面扮演重要角色。摩洛哥藍艾菊能預防傳遞發炎訊號的特定蛋白質生成，顯然在發炎連鎖反應的早期很有效。進而幫助減輕炎症的反應。芳療界對於摩洛哥藍艾菊的經驗顯示它是無毒性的，以外用或吸入的運用方式也是沒有風險疑慮的。

大西洋雪松

大西洋雪松擁有萃取自木材中心的精油所該有的所有特質。外用時，它是強力的淋巴與動脈的調理用油。此外，大西洋雪松還被認為能分解脂肪，因此已經成為針對橘皮組織的配方不可或缺的代表精油之一。

維亞伐木工人們的有趣研究說明了他們暴露在針葉林的萜烯成份裡時間越久，新陳代謝轉換率提升的基因表現就越強。

植物醫學寬廣的影響範圍

透過以多功能的方式利用可作用於蛋白質和基因表現上的次級代謝物的混合物，疾病相關標靶被擊中的可能性是很高的。這些植物性混合物甚至可能擊中未知的蛋白質標靶，而這些可能恰好是對傳統單一標靶療法沒反應的

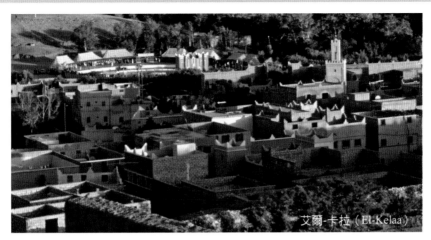

艾爾-卡拉（El-Kelaa）

每年五月份的第一個禮拜，摩洛哥南部的一個小城市艾爾-卡拉（El-Kelaa）因著玫瑰節（La Fête de la Rose）的到來而變得熱鬧歡騰。此時阿拉伯人、柏柏人與來自世界各地的遊客都會集結在此，參與千葉玫瑰（*Rosa centifolia*）的豐收。能一窺這個在艾爾-卡拉舉行的玫瑰節，是身處植物香水世界中最浪漫的獎賞。在西方遊客的眼中，這是超越文化隔閡，人類與植物之間美好互動的最佳寫照。

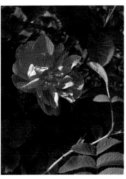

千葉玫瑰
（*Rosa centifolia*）

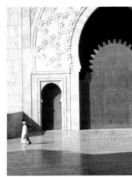

哈桑二世清真寺
（位於摩洛哥卡薩布蘭卡）

未知標靶。所以我們更能合理化植物性藥物的一個共同特性，那就是適應症範圍廣泛。這是為何我們用精油可能可以抑制得了發炎反應，同時也能從中受惠到抗氧化、抗菌、抗真菌與抗病毒等神奇的治療效果。

講到這裡就不得不提起薰衣草，因為它本身就是一個經典的例子。現今科學告訴我們薰衣草精油中的每種成份都具有個別的多功能效果。如主要成份之一的沈香醇（Linalool），同時具有抑制羥甲基戊二酸單醯輔酶A還原酶

（HMG CoA reductase）的活性（抗腫瘤與抗真菌），並且能調節自主神經系統的運作等多重特性。光是沈香醇所具備的這些特性就令人目不暇給，但是薰衣草精油的另一個主要成份，乙酸沈香酯（linalyl acetate）擅長的項目數量也不遑多讓。而在沈香醇與乙酸沈香酯錯綜複雜的生理療效特性之外，還有源自於各式各樣單萜類碳氫化合物（monoterpene hydrocarbons）的療效特性。以月桂烯（Myrcene；是單萜烯類中常見的雙鍵化合物）為例，進入人體時可幫助中和自由基，以及誘發肝臟解毒酵素的作用。這個清單可以無限延伸下去，因為薰衣草精油中已經發現超過1200種成份。因此，我們可以很直接地了解到，這些化合物彼此間一層又一層的關係，造就了多樣化的生理活性，最後全部集結起來便成為了薰衣草特有的療效屬性。

精油進入人體之後所產生的各種步驟和過程最能透過有機體論（organicism）的觀點來理解，有機體論能將科學方式與真實日常生活中經歷薰衣草精油治療燒燙傷的超強能力的經驗聯結在一起。

從演化的角度看精油的活性

在過去，展現選擇性功能的次級代謝物已得到大部份科學界的注意，因為這些物質的作用模式碰巧可以套入當時藥理學的主流觀念。而演化生物學和傳統療癒系統顯示出還有很多具有範圍廣大、非選擇性生理活性的次級代謝物存在。

生物演化造就了精油的非選擇性或多功能性。植物與人類一同經歷了數個世代的相互依賴與交流。肉桂與丁香在希德嘉‧馮‧賓根的時代對人們的幫助到今天都一樣。這使得我們不妨重新檢視我們西方對進步的概念，人類的活動或許的確促成了生活環境與醫藥的發展進步，但似乎有些事是一直以來始終未變的。如果我們想要盡可能完整地了解次級代謝物與精油的好處，就要對它們抱以謙遜的態度來觀察與研究。

植物次級代謝物的歷史與植物在地球上存在的時間幾乎一樣悠久。可以想像，裸子植物的精油分子—松柏科植物—差不多也存在三億年了，而所有

其他綠色植物的精油—被子植物—也差不多有一億年之久了。哺乳類生物自那時起就慢慢調整自己的身體，適應這個充滿植物分子的生活環境。而現今即便是堪稱安全性極高的人造藥物，其歷史也不過是短短的五十年不到，與植物與哺乳類的演化時間相較下，好比滄海中的螻蟻一般毫不起眼。

人體肝臟解毒酵素的出現，正是這長時間持續演化調整過程的重要結果。精油是促成這些酵素進化的主要天然因素。這說明了大多數的精油（除了一些特殊例外）不僅是無毒的，而且還具有引發外來物（例如藥物分子或人工化學分子）移除作用的強大潛力。若不是當初在植物精油與次級代謝物的幫忙下，使得人體的肝臟進化成可以製造各種解毒酶，今日我們也無法靠自己排除或處理人工藥物與化合物。

植物精油與人體肝臟中的酵素共享著密不可分的關聯性只是證明精油從古至今依舊以天然的方式與人類互相依賴與互動的其中一個層面而已。

芳療科學知多少

黃石公園中的狼群

自然界中的相互依存關係，是數百萬年來地球上的生物們不斷演化來的結果。但我們對於這種相互依存關係才開始瞭解，因為這和我們所處文化中共同學習到的線性概念是背道而馳的。在此舉一個經典的例子－黃石公園的狼群復育計畫對當地造成的影響。當黃石公園中曾經消失的狼群回來後，部分物種的數量不但增加了，甚至連其他不曾在此區域活動的物種也連帶地冒了出來。因為狼群數量的增加使麋鹿受到了威脅，牠們為了躲避掠食者而放棄平坦的河床地帶，改在地形較為崎嶇的小丘或山坡活動。接著，河床旁的柳樹因麋鹿的活動據點改變，生長不受阻礙而變得茂密起來，穩定繁茂的柳樹群則吸引了河狸們的目光。河狸們快樂地使用柳木建造家園，牠們構築的水壩間接地改變了河床的樣貌，如此一來又吸引了喜歡這樣環境的物種入住。由上述的例子中我們可得知，同一區域的物種與物種之間彷彿有條隱形的線牽繫著彼此，但人類們往往只能在生態圈的某個關聯處斷開後，才會發現在相同區域中的生物之間環環相扣、彼此依附的關係。

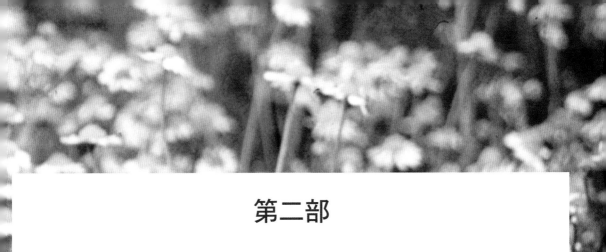

第二部

探索精油的真偽

認識純正性、安全性、
多樣性與香氣變化

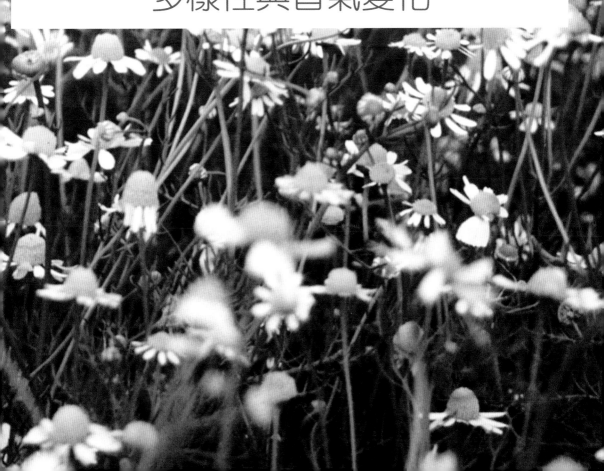

第 4 章

純正的植物精油

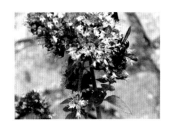

我一直都喜歡香水，但這才是最愛。

～盧卡‧杜林（Luca Turin）

如果人們無法分辨精油的純度與真偽，那麼研究精油的價值便失去了意義，而我們也不能真正地從大自然身上學習到任何寶貴的知識。當我們一想到欺騙已經成為當今商業各領域中，經濟現實面的一部份，便不難想像這種情形在精油的世界裡也是一樣猖狂。尋找精油的消費者與極為少量、貨真價實的純正精油之間，充斥的是一整片劣質精油的汪洋。

認識芳香療法

純正性與有機體論

有機體論（organicism）與演化生物學（evolutionary biology）綜合的觀點，讓我們能清楚地分辨純正精油與摻混精油的功效。

純正精油會從完整植物有機體的層面來啟動由進化設計的各種步驟過程。摻混的精油只能從精明工程師和節省成本的商業目的之間的交集面啟動該有的步驟過程。

很明顯地，假如我們使用的是「標準化」的精油，就不能從大自然學習到任何東西，充其量我們只是在做一件大家心知肚明的事，利用科技將利潤擴展到最大值。當人們用工業標準化過的—即混損過的—精油硬裝成純正的精油時，永無止境的貪婪就開始了。在美國，芳香療法所用的大部份精油都是山寨品，且並非完全來自單一品種的植物。而事實上，在美國和英國的芳香療法機構最大的失敗點或許就是他們無法強調精油的純正性。有些銷售工業用或機械用精油的公司還會滲透這些機構，讓它們看起來和其他銷售真正精油的公司沒什麼兩樣。

這倒是浮現了三個關鍵性的問題：

一、精油的純正度與混摻度要如何驗證？

二、百分之百純正天然的精油，是否真的比工業標準化過的精油擁有更多的功效？

三、精油中的活性成份是否決定了精油的功效？

要調查一支精油的純正與可信度，最簡單的方法就是了解它的來源。能得知負責生產的公司名稱是再好不過的，如此一來便能將手上的精油，與可靠的製造商所生產的精油做徹底的比較。精油零售商對於精油原產地所給的模糊說法，通常都是指向工業用油的源頭，或是位於格拉斯或紐約香水原料工業的大盤或中盤供應商。然而透過儀器的分析，雖然能夠大略揪出摻混的

精油與藥草萃取物

針對藥草植物的藥理屬性研究通常都集中在植物的酒精萃取液（或水萃取液）裡的成份上。芳療界不斷出現的一個問題就是人們會將這些測試的結果直接套用到同種植物的精油療效上。這是有問題的，因為許多萃取液中的分子和精油中的分子並不一樣。乳香精油就是一個明顯的例子。乳香酸（boswellic acid；從乳香樹脂中萃取出來的成份）的功效通常被套用在乳香精油，即使乳香精油中並沒有乳香酸的成份。（可參考第 11 章）

評論家對這個宣稱斥之以鼻，認為這是芳療圈熱忱過了頭。從藥理學的角度來看，從藥草萃取液中發現的大型水溶性分子不可能會與精油裡的分子一樣。除非偶爾真的觀察到，即便精油裡並沒有萃取液的成份，卻也會反映同種植物萃取液功效的狀況。

或許從演化的角度能看出一些端倪。當植物已經演化到能應付它們所面對的挑戰時，它們的次級代謝物，不論親水或親油，全都會朝著同一個目標努力。於是可以理解植物視脂性的成份終究能夠和其極性分子了擁有相似的功效。盡管乳香精油中完全沒有乳香酸（boswellic acid）的成份，但不見得乳香精油中的成份就無法擁有與乳香酸（boswellic acid）相同的治療特性。

透過機體論（organicism）的概念，可以幫助我們了解純正精油的活性，而並非一般大盤商特意量產的一般精油。然而，對於藥理學來說，精油的純正性是無法被測量的；從機體論的觀點來看，精油是植物整體生命力的濃縮，是植物有機體在面對環境生存和成功繁殖下的心血結晶，而不只是一堆分子的組合而已。

事實，但一般來說僅靠這點也不足以完全證明精油的純正性。

純正的精油中含有一群次級代謝物的佼佼者，這些分子從遠古開始一路過關斬將，在接受生物進化的考驗時，被視為對生存最有利而保留下來。但即使是純正的植物精油，在經過高溫的蒸氣蒸餾法萃取時，原本植物裡的次級代謝物組合也會因為過程中的化學反應而產生些許的變化。但目前在市面上流通的量產精油，雖然業者對它們進行標準化或混摻時，添加進去的分子大多也是來自於其他植物的單體分子，並不是百分之百人工化學品，但是像這樣被修正過的精油，就拿迷迭香來說，原本使得迷迭香精油代表它原生植物的含意和原本的進化目的卻不復存在了。

這裡會浮現一個哲學性的議題，當精油的組成分子是來自於尤加利和甜橙精油時，它怎麼可能會是迷迭香精油呢？而且這裡也有很明顯的物質差異。儘管離析自尤加利和重建迷迭香的精油分子可能都叫同一個名字，但從立體化學（stereochemistry）與異構物比例（isomer ratios）的角度來看，其實它們不見得是同一種物質。因此，當我們使用重建過的迷迭香精油時（就像絕大部份西方芳香療法裡的使用者一樣），可能傳遞的會是摻混到精油中某種成份所繼承的效用。但是原本應該傳承自整株迷迭香生命體的那股匯集而成的生命力卻缺乏了。

精油的標準化與摻混

無論是標準化或摻混，都會改變精油原本的成份結構。而這兩種行為的不同之處在於其動機和目的。精油的標準化是根據特定的數據，將精油的成份進行調整。這種做法是公開的，為的是迎合想要特定成份比例的消費者。

薰衣草 40/42（Lavender 40/42）是精油標準化的典型例子。為了讓乙酸沈香酯（linalyl acetate）在精油裡的成份比例剛好落在 40%～42%，廠商會部份或甚至全部添加人工合成的乙酸沈香酯！這種做法是不能見光的，而消費者被誤導相信手裡拿到的是純正的植物產品，但其實這是摻混品！這些欺瞞的行為通常是隱晦卻又規模龐大的。由於人們對於天然和人工合成物質的錯誤觀念，以為只要分子的化學式相同就是一模一樣的東西，這些無良的行為大多都能被消費者包容。摻混的事實從價格上就能明顯反映出來。我們經常可以在市面上看到零售價遠低過於其製造成本的精油，如果是這樣，它們是混摻的精油的可能性就會高很多。迷迭香與薰衣草精油便是混摻行為的常見受害者。不過用邏輯便能明白，這只有可能會是以較廉價的成份去延伸出來的產品。

精油之旅

探索天然植物的花園

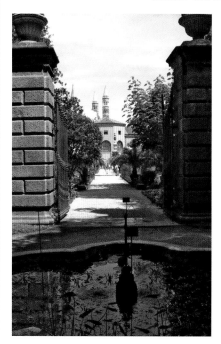

帕多瓦大學植物園的一景

義大利北部帕多瓦大學（University of Padua）的植物園就展現著植物與人類之間互動關係的多重面向。這座植物園建造於西元1545年，是全世界最古老的學術性植物園。在十六世紀時，人們正為著如何正確地辨識過去被知名醫者們使用過的古老的藥用植物傷腦筋。這些歷史上有名的醫者如西方醫學之父－希臘的希波克拉底（約西元前 460 年～西元前 370 年），以及羅馬的優秀內外科醫生兼哲學家－蓋倫（約西元 129 年～西元 217 年）等。當時跟現代一樣，植物藥材也會出現仿冒品或是意外的誤用，間接危害到大眾的健康與安全，因此當時的威尼斯共和國便頒布法令，將藥用植物的栽培與教育納入政府管轄，以確保人民能夠獲得正確與安全的植物藥材，人們又稱這些植物

　　有機體論（organicism）的觀點也可以幫助我們理解為什麼在人工栽種與野生的環境下，同一種植物的精油會產生巨大的差異性。這並不代表野生植物的精油就一定比人工栽植的品質好，而是想讓大家了解植物的有機體，對自身生長的環境是多麼地敏感。萃取自野生植物的精油，其成份反映了自身在野地中成長與生存的強韌特質；然而人工栽植的植物，至少有某種程度，反映著栽種者為了取得某種討喜的香氣和萃取量的目的和干預。有趣的是，無論種是的葡萄或芳香植物，這兩者之間有個共同的現象：環境中的生存壓力大小，會影響到植物成熟後的果實或植株的香氣結構與香氣分子類型的範

為「天然藥材」（unadulterated，非人工）。天然藥材在古代泛指所有直接來自大自然的藥材，不論是從植物、動物或礦物中取得的都包含在內，而其中又以植物類的為最大宗。因此，我們可以理解為何世界上的第一座植物園，會被賦予「Hortus Simplicium」的名字，在拉丁文中的意思為「單純的花園」。

　　園中植物原本的陳列方式，是按照當時中世紀的醫學中，複雜的數學與占星學系統的規則所呈現的。至今仍未更動過，我們很幸運地可以透過這個植物園，觀察過去的人們是如何應用星象地理學與植物藥學領域中的奧妙。

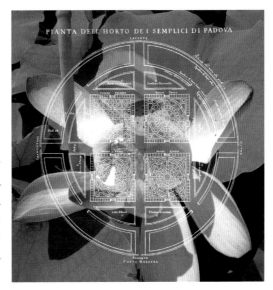

蓮花對於十六世紀的威尼斯貴族來說顯然是他們非常依賴的植物；在帕多瓦大學植物園中可以看見各式各樣的睡蓮，就像照片中的這朵有著植物園的設計圖疊印在上的睡蓮一樣。

圍。野生植物的精油不見得就擁有更濃郁的氣味。特別的是，來自野生植物的精油往往呈現更細緻與高雅的香氣質感。

精油標準化的過程與方法

　　工業式標準化的目的在於將精油價位帶到一個可以接受的範圍內。譬如在精油中添加低分子量的單萜烯，因為這些成份原本就存在於精油裡面，所以不容易像混摻品那樣被人們查覺到摻混的異樣。這些類單萜烯的添加物，通常是從市場上價格低廉，又容易取得的精油中分離出來的。舉個例子，沈

細說摻混

在東尼・柏菲德（Tony Burfield）發表的「精油的摻混及芳香療法與天然香水的結局」一文，是一篇針對工業製精油摻混，最具教育性與豐富內容的心得。柏菲德在文中列出許多目前主要容易被混摻的精油名單，並一支一支地詳列出常見的混摻原料。對於想更詳細地了解這方面的人們，這項著作是必備的參考指南。

香醇分子已知在純正的薰衣草精油中可以找到，如果這時候商人們偷偷動個手腳，將人工或取自其他植物的沈香醇分子添加到純正的薰衣草精油中，以符合工廠的出貨標準，無論是人類或是機器都難以察覺這樣細微的改變，因為表面上來說並沒有加入任何原本成份以外的物質。

如果這樣的程序反覆不斷地進行著，額外幫精油添加其中幾個主要單萜烯成份的量；其實到最後，整體上來說，精油主要成份比例並不會和原本差太多。問題是我們增加了主要成分的濃度，但精油中那些也具有特定生理活性的微量成份濃度反而被降低，從原本就很低的比例直接變成幾近於零。如此看來，這些微量成份的存在與否，通常是工業製精油與純正精油之間的主要差異之處。

混摻的下場

雖然我們知道即使是經過摻混的精油，也能透過它們的單萜烯成份像純正精油那樣帶有一般的抗病毒的效果，但這並不代表它們之間的療效沒有顯著差異。摻混精油的被接受度絕對不比他們的純正版本高。摻混精油相較之下香氣協調度較差，造成刺激不適的機率較高，這些通常會使得它們較不討喜，我們也不會像純正精油那樣隨心所欲地使用。

混摻過的精油是否仍具有活性？

接下來浮現的問題是，究竟精油的純正度或造假度，對於它本身的治療效果會有什麼樣的影響呢？

事實上，這個問題正如同我們日常生活中會遇到的其他問題一樣，並沒有一個絕對的答案。因為實際上不論純粹主義者喜不喜歡，非百分之百純正的精油，其分子仍然具有療效活性，對於人體還是具有最基礎治療的作用（例如皰疹）。但是如果今天要處理的是較為複雜的病症時（新陳代謝與退化性疾病等），人們會訝異地發現純正精油帶來的治療效果，遠比非

純正的精油來得好上很多；因為這類的疾病本身生成因素就很複雜，我們會需要天然精油中的各種成份（即使是很微量的），來幫助人體的各個系統協調運作，才能有效地達到對病人有所助益的效果。

精油的三種特質

對於純正精油與非純正精油之間，在治療效果上有時能力相仿，有時又會產生極大差異的原因，主要是因為精油一般都具有以下三種生理活性。

第一種最常見的特質是精油的非選擇性（nonselective）。非選擇性一般通常出現在幾乎所有精油裡，低分子量、親脂性的單萜烯分子身上。這些分子們是提振劑、抗菌劑、抗病毒劑，而且它們也會改變細胞膜。抗病毒特性似乎是精油的一種非選特質。舉例來說，幾乎所有的精油（名字從 A 開頭到 X 開頭）都可以用來治療皰疹，而從這點我們又可以複習前文中提到的，精油非選擇性的特性是植物經歷長久演化下，體內的次級代謝物為了保護植物避免受到來自環境的各種損害而產生的結果。

第二種精油的特質就是在大自然裡的選擇性（selective）。選擇性或專一性特質大多都是在體積較大、結構較複雜的成份身上，例如倍半萜烯、雙萜烯以及倍半萜內酯類等。這些分子通常會參與特定的細胞運作程序。

精油的第三種特質則是特定品種植物的非選擇性與選擇性成份的共同作用，展現出該種精油特有的療效。精油中所有成份的集合，會與我們體內的許多器官與系統產生作用，如同在該原生植物裡按照其演化過程中所扮演的角色，在人體中完成自己的任務。因此，經過演化的巧手，精油中那些天然的成份對人體產生的多方作用，絕對不是在實驗室中單靠人類有限的智慧與雙手可以調配出來的東西。雖然我們有層析圖幫助我們分析出純正的精油與它的仿冒品之間的差異，但那也只是粗略的評估方法而已。光靠層析圖並不能更進一步地從物理、化學與生物學上，徹底解析純正精油與冒牌貨之間的差異。

用生物學的說法來解釋，迷迭香與薰衣草精油具有的生理作用，是匯集

亨利・偉歐（Henri Viaud）

亨利・偉歐過去是蒸餾芳香療法用油的專家。他也是第一位提出芳療用油的標準應該有別於香水工業所用的精油。他主張用於芳香療法的精油，其品質應該要「純正且貨真價實（genuine and authentic）」才能真正具有療癒價值。

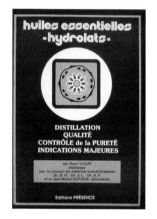

至整株植物的組織層面，因此薰衣草精油在治療燙傷上的神奇功效，不能光靠研究精油中的某個單一分子或混合物就能輕易得到答案。從格陵蘭苔（Greenland Moss）身上也可以發現一樣的情形：格陵蘭苔的精油能把因病理現象而增多的肝臟酵素量降低，但精油中的任一單體分子卻無法獨自完成這項任務。而另一個純正精油出人意外的例子，是改善經前黃體酮功能不全的貞潔樹（*Vitex agnus castus*）。這支精油在芳療圈裡享有一定的名氣，因為幾乎所有使用過的女性，都會被它神奇的功效所懾服。顯然這其中是某些倍半萜烯和雙萜烯分子綜合的選擇活性，同時也有整體精油匯聚而成的特性，也包括來自常見單萜烯分子的非選擇性作用，成就了貞潔樹精油獨一無二的療效。

　　總結以上三點，我們可以很清楚地了解到，即便是經人工調整過的精油（如標準化或摻混），仍然可以保有部份精油的功效，如最基本的單萜烯分子對抗一般病原體的非選擇性療效。但是倍半萜烯分子所提供的選擇性功效卻通常會隨著精油進行標準化或混摻混而消失，非常可惜。

　　最重要的是，純正且完整的精油為人體帶來的作用，往往代表著某一特定品種植物匯集於完整生物體層面所呈現的特質。但令人惋惜的是，這樣美好的東西在調整過的精油中是找不到的。那些用來摻混的成份並非來自活生生的植物體，而是來自於人造的實驗室，所表現出來的就是後者的特質。

純正的等級：
澳洲尤加利與藍膠尤加利

透過感官體驗完整植物精油功效的概念其實是優於單以精油化學成份解釋精油療效這種狹隘說法的。

尤加利精油已經因為其中所發現的 1,8-桉樹腦（1,8 cineole；普遍存在於精油中的萜類分子；審譯者按：之前又稱為 1,8-「桉油醇」）而被定位為祛痰劑。市面上商業量產的尤加利精油聞起來都很…「尤加利」的味道。為了製作出市場上所需求的高桉樹腦含量而採取的重複蒸餾法（redistillation；為了將精油裡想要留和不想留的成份分開來的單相蒸餾法）會將尤加利精油們降到分子等級。然而澳洲尤加利純正精油的氣味卻如同植物自身一樣複雜且擁有生命力，與被調整過的尤加利精油是非常不同的。商業量產的尤加利精油與純正的澳洲尤加利精油相比較時，會很明顯地辨識出單體成份 1-8 桉樹腦經過單相蒸餾程序的刺鼻氣味，與天然尤加利野性氣息的不同。

樹齡約一年的藍膠尤加利樹（*Eucalyptus globulus*）還不算成熟，且葉子是圓圓的，還沒伸展到像成樹那樣細長的形狀。然而有趣的是，在植物成長過程中，在不同生命時期蒸餾的精油會展現不同的特質與氣味，如果同時嗅聞藍膠尤加利的幼樹與成樹的精油，無論是誰都能輕而易舉嗅出兩者間明顯的差異。

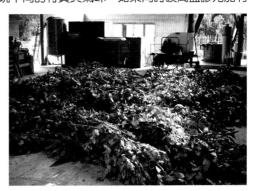

澳洲尤加利（*Eucalyptus radiata*）與藍膠尤加利（*Eucalyptus globulus*）的精油都不具毒性，對呼吸道很有親和力，非常適合外用和吸入法使用。

精油的組成：因地制宜的變化性

生物學是研究生命的科學，與其拿來研究工業中需要哪些成份與機轉，不如探索活生生的有機體背後的奧祕更能令人產生熱枕。生物學的觀點認為從不同地區但相同物種萃取出的植物精油，可以觀察到植物為了適應當地環

精油之旅

來自科西嘉島的芬芳之語

　　位於法國南部的科西嘉島，是醫學芳香療法的發源地。當地獨特的植物、氣候與文化，發展出最早且精良的蒸餾技術，改變了芳香療法的市場。

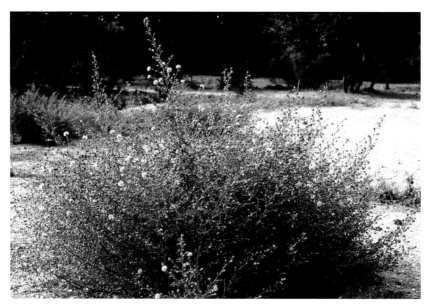

　　在《精確的芳香療法》（L'aromatherapie exactement）一書中，最早記錄著土木香（Inula graveolens）是具有溶解黏液的強力精油，能處理因念珠菌感染的支氣管，以及調理心臟機能，土木香成為當時芳香療法界的聚光焦點，尤其是其極具效果的化解黏液的作用。有趣的是，連僅僅在芳療研討會上傳遞土木香精油供大家嗅聞，一定都會聽到從座席間傳來、輕微的咳嗽及清理喉嚨的聲音。在法式芳療中，土木香常被用來對付頑固的黏液，以及幫助啟動肺部的淨化作用。

　　此外，土木香精油的顏色也是令人不得不注意她的原因，一開始，萃取土木香精油的器材很多是銅製的，顯然土木香精油中的某些微量成份與銅形成了某些複合物，以至於土木香精油呈翡翠綠色。而透過不銹鋼器材蒸餾萃取的土木香精油卻是淡黃色的！土木香精油最好以低劑量使用，睡前在枕頭上稍微滴上一滴，可幫助促進呼吸道的健康。

熏陸香（*Lentiscus pistachius*；即 Mastick）的精油與香氣在許多方面都很吸引人。它是美索不達米亞（兩河流域）的吉爾伽美什史詩—據說是地球上最早的文學作品—中曾提及的香氣之一。熏陸香最著名的治療效用是其強力的收斂功能，對於淋巴、血管或前列腺的腫脹有極佳的疏通作用。由於熏陸香的毒性與致敏性極低，對它有興趣的人可以較無所顧忌地使用。

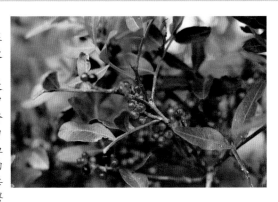

高地杜松（*Juniperus communis var.* montana）的精油含有豐富的檸檬烯（limonene），但幾乎不含有容易刺激腎臟的香檜烯（sabinene）。取得純正的高地杜松精油並不容易。科西嘉特有的高地杜松精油具有精緻、清爽的香氣，是市面上一般的杜松精油無法比擬的。高地杜松擁有極佳的抗發炎與鎮痛的效果，能與人體的神經系統產生奇妙的協調力，能減輕神經痛和幫助平衡自律神經系統。

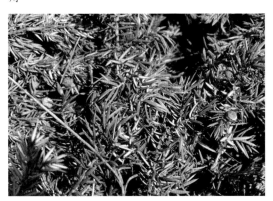

科西嘉島特有的香桃木精油（*Myrtus communis*），在芳香療法中則被稱為「綠香桃木」。與大多北非所產，呈褐色的香桃木精油不同，組成的成份也不大一樣。綠香桃木具有極高的醫療價值。綠香桃木非常適合用於治療呼吸系統的疾病，不只是針對支氣管道部份，還包括肺部本身的問題。它的作用極為溫和，因此能安心使用。此外，綠香桃木對甲狀腺低下也很有幫助。

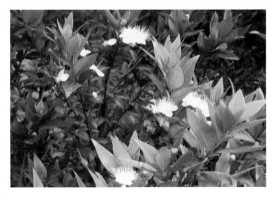

精油之旅

百里香：百變的化學形態

當化學類型（chemotypes）的現象剛開始在芳療圈獲得注意時，大家對它們的印象是個別的實體或某種亞種的形態。這可能是由於法國作者們所賦予這些特殊精油的編號而造成的，例如沈香醇百里香CT1、牻牛兒醇百里香CT2…以此類推。

進一步調查發現這樣的印象也起因於種植者會將具有宜人氣味，且能保證其中化學組成符合市場期待的百里香植物加以複製（clone）。這些種植者會用扦插的方式創造出更多擁有一樣特性的百里香，使得他們能蒸餾出與原始植物一模一樣成份的精油。

然而，那些被複製百里香的祖先們仍在法國普羅旺斯的山坡上努力生長著，而這些精油的成份可能每一株的變化都很大。此外，甚至還有獨特族群生長在與世隔絕的村落裡，擁有自己專屬的化學組成。

有些精油商早就在萃取從野地收集而來的百里香精油，它們稱為「族群百里香（population Thyme）」，且時日已久。從這些精油可以感受到不同百里香植物的次級代謝物是如何應付不同的海拔高度地勢及可見光譜（波長較短的藍光比波長較長的紅光更具能量）中能量變化的差異。就像薰衣草一樣，族群百里香的精油在氣味和顏色上也比那些複製品種的精油來得柔和與清淡。

對傘花烴百里香（Thymus vulgaris of paracyme type）是從比海拔略高的曠野中取得的，在百里香家族中是最有趣又實用的特別種類。在百里香製造精油的生物合成過程中，對傘花烴是在百里酚（thymol）之前的前趨物。生長在較低海拔的百里香們製造精油時，這個生物合成路徑會一路到底：對傘花烴分子會加上氫氧基（帶有-OH 結構的元素），最後轉變成對皮膚容易造成刺激的百里酚（thymol）或香旱芹酚（carvacrol）。對傘花烴百里香對人體帶有提振的作用卻不會造成刺激。根據法式芳療，它常透過外用的方式治療關節炎。同時它也是最具抗菌力的精油。這支油效果很強，但不會造成灼熱感。

境而改變自身新陳代謝的結果。植物體內的遺傳因子會決定其獨特的生化機轉和潛在可生成的成份類型為何。當這些植物面臨跟以往不同的環境刺激時，體內的化學工廠變會受到觸發，並從中挑選合適的對策以製造能有利於植物生存的代謝產物。

富含萜烯醇－側柏醇（thuyanol）成份的百里香族群則是居住在尼斯（Nice）周圍與庇里牛斯山的山坡上。側柏醇百里香也是屬於無毒性與無致敏性的精油，還具有顯著的抗病毒與抗菌特性。每天以最多五滴，分三到四次的方式口服側柏醇百里香精油，可以有效預防感染，而且不會帶來其他令人不適的副作用。此外，因為側柏醇百里香精油對於生殖器黏膜的作用比較溫和，也可以拿來處理或預防生殖器黏膜的細菌以及病毒造成的感染。側柏醇百里香特別的地方在於，它同時繼承了生長在高海拔區的沈香醇百里香和牻牛兒醇百里香，以及抗病毒和抗菌作用較為強烈、生長在低海拔區域的百里香特性。

　　沈香醇與牻牛兒醇百里香是百里香家族中最親切的兩支族群，它們擁有生長在低海拔地區百里香強力的抗微生物特性，但是作用上卻非常溫和，並帶有美好的香氣，是肌膚保養的殺菌清潔媒介。

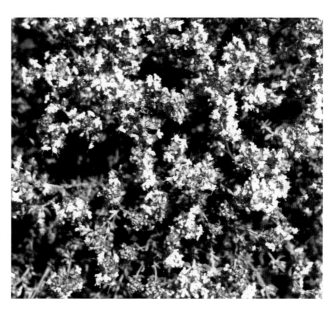

種植在法國尼斯內陸 20 英哩，海拔 2300 英呎區域的側柏醇百里香（Thyme thuyanol）。

　　舉例來說，樟腦（camphor）成份，能幫助迷迭香（Rosmarinus officinalis）增進在海拔較高的地區生存與繁殖的能力。生長在普羅旺斯高原的迷迭香，其精油中的樟腦成份可高達 20%，但是在海平面高度生長的迷迭香的精油卻沒有樟腦的成份。世界上純正的迷迭香精油大多栽種於美國加州、科西

摻混精油與過敏症

從演化生物學的觀點可以很容易理解為何純正天然的精油，其致敏性大多都很低。

當純正的精油分子進入人體時，我們的有機體所遇見的是一群早已認識好長一段時間，經過演化洗禮的分子。但是遇到冒牌的混摻精油時，那些物質卻與我們身體在經歷演化過程中所認識的稍有不同，或甚至非常不同。由於跟這些物質不熟，我們的有機體便會開始釋放組織胺，打算將這些「外來物」請出去。

嘉島、克羅埃西亞與上普羅旺斯（The Haute Provence）等地的沿海地區，並且在成份上擁有各自的族群特色，如桉樹腦（cineole）、樟腦（camphor）、乙酸龍腦酯（bornyl acetate）與馬鞭草酮（verbenone）等。樟腦含量較低但馬鞭草酮含量較高的稱為「馬鞭酮迷迭香」（加州、科西嘉島）。這支油已被認可為具有特殊分解黏液特性，並且適用於皮膚保養配方。含有高桉樹腦與樟腦成份的上普羅旺斯品種在芳香療法中適用於處理虛弱無力以及其祛痰與抗感染的療效。而來自科西嘉島靠亞德里亞沿岸外小島上的迷迭香精油所含的樟腦比例大約只佔了 10%左右。看完以上迷迭香們的例子後可以很明顯地理解，其實並沒有所謂特定的化學類型，例如「馬鞭草酮類型」或「西班牙類型」，而只是樟腦含量高低不同的迷迭香精油而已。

植物的形態會隨著季節更迭而改變，體內的次級代謝物也是如此。植物精油的組成成份在整個植物生命週期間會不斷地變化。同一株植物中，保護嫩枝發芽的精油成份會與儲存在種籽裡的不一樣。不同植物器官部位之間與個別生長族群之間的精油也會有所差異。這個現象在純正的天然精油中更是顯而易見。與針對工業需求製造的標準化精油不同的是，純正的精油會反應植物生長過程經歷氣候與季節的更迭，每一年、每次採收都不大相同。這種持續不斷的變化是種強而有力的生態優勢。經驗告訴我們，帶有特定單一作用模式的單一成份藥物，會令細菌們仰賴自身對環境的適應力，最終發展出有抗藥性的群體！

然而，精油成份源自於多變因素的因果關係卻呈現出一個藥理學的觀念問題。假設今天從兩個百里香（Thymus vulgaris）族群中各自萃取精油，然後假設這兩支油的化學組成不同，從傳統藥理學的觀念上來看，這兩支精油理

所當然地會具有不同的藥理作用。但就醫療目的而言，只有已知特定成份的精油—而且其成份還要經過分析與檢驗—才可以被接受。

這樣的觀念最終會導致精油在藥理學中走向標準化，但是精油標準化必須付上代價：精油的純正度下降，而且某些不肖商人可能還會利用這點，更加肆無忌憚地販售他們加工過的劣質精油或是萃取物。這樣的情形直到近年來仍未改善，甚至市面上有些植物萃取都因為廠商想要凸顯某個特定成份而經過標準化，例如聖約翰草中的金絲桃素（hypericin），即便每個人都承認金絲桃素根本不是聖約翰草主要療效的原因。當你要用化約主義的方式解釋複雜現象時就會這樣，以上只不過是其中一個例子。

還有一個關於聖約翰草（*Hypericum perforatum*）的另一件有趣事實；金絲桃素（hypericin）與貫葉金絲桃素（hyperforin）是聖約翰草植物中的兩個主要成份，但由於金絲桃素的分子量較高，聖約翰草精油中根本沒有它的蹤跡。

第 5 章

在資訊時代認識芳香療法的安全性

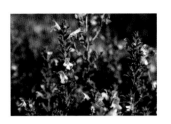

去年九月我在靠近加州奧克斯納德（Oxnard）的一個地方採收蕃茄時，因為工作的原因而生了病。我一部分的指甲由於碰觸到蕃茄上的毒素因而導致感染並脫落。

～琳達‧奈許（Linda Nash）引述一位不具名墨西哥勞工的話
《不可逃避的生態學》

認識芳香療法

隨機抽樣的芳香療法免責聲明

一個在現代芳療網站上的免責聲明這樣說：

「此網站的聲明尚未經過FDA（美國食品與藥品管理局）評鑑。我們的產品不為任何疾病做診斷、治療或是預防之用。如果症狀持續發生，請聯絡你的醫師或是健保單位。

此網站或公司提供的訊息，不能取代與專業醫護人員面對面的諮詢，也不能被當作針對個人的醫療建議。網站上的推薦文純屬個人意見，並不保證有必然相同的效果。」

如果你對芳香療法是陌生的，那麼精油使用的安全性會是個重要的課題。但是許多書籍上記載的根本是錯誤的資訊，因此也讓初學者更難清楚理解。在此我們將試著除去各種不管是有意或無意地誇大精油危險的迷思，同時也會了解這些神秘傳說當初出現的背後目的。

大多著名的香水企業過去將他們自己的擔憂（看來顯然與芳療界不同）投射而成了這些議題。在1970和80年代，香水工業的龍頭們煽動著一個近乎非理性、危言聳聽的謠言。這場口水戰的動機簡單來說不外乎是有關於企業間地盤的爭奪，而針對事實的辯論也顯然是很偽科學的，他們企圖從一些過時的範例來說明精油是一些不知名而且不可信的化學混合物。

在那時，許多產業和學術界的專家堅持精油和它們的成份必須和市面上

皮膚保養品或香水一樣經過測試，才可能稱得上安全。這些聲明卻沒有在科學的價值上得到對等的注意，人們反而對這些聲明頗具爭議的說法議論紛紛。因為當精油用皮膚保養品產業的方式去實際測試時，其結果是不準的，進而也造成許多人對於精油本質上的誤解。

而和精油安全沒有確實關連的議題也往往被添油加醋，讓人摸不著頭緒。比方說，香水工業的指導原則會去誇大天然原料的危險而淡化人工原料可能有的問題，而這項指導原則通常會被用來強調精油的危險性。

有關免責聲明書寫藝術的發展最近也已達到一個新的完美境界。舉一個毫無意義，

且一而再、再而三在書裡被重複提到的例子：這些作者都會在書裡告誡讀者，精油口服只能在執業醫師的監督下執行，然而這些作者卻都清楚地知道，認識精油的現代醫師根本少之又少。

這則關於需要由執業醫師來監督的無謂宣言，只展現了作者熱切地想依附屬於主流醫療體系的想法。這種先是宣稱傳統醫療程序的扭曲心態，永遠都是最完美的安全牌。這些人公然以這種錯誤的假設來開場，使得有關於對精油最微不足道的擔憂，成為了一件可以去誇大的事。曾有一時，精油可能促使癲癇症發作的文獻比比皆是，但如果這是事實，那些身處醫藥產業並常常懷疑植物藥學的監督者，不管是否是有正當理由，都一定會誇大對於精油安全的疑慮。

接著而來的是使用肉桂和丁香精油的可怕警告。「永遠都不要用！」是跟著這兩支精油的最佳金句，但那些真正使用精油的人們對這些警告倒是不予理會。肉桂皮精油的抗菌特性，是當腸道碰上非常嚴重的細菌感染時最佳

毒性迷思

在西元 1995 年到 2000 年間，當「精油毒性的爭論」風行之時，一位名叫朗‧谷巴（Ron Guba）的芳療師出版了兩份價值匪淺的文章，標題為「毒性迷思」。這兩篇文章幾乎除去了所有人為擴大的安全顧慮。

他的第一篇文章是關於一般芳療的顧慮，已經公開在網路上。他對那些針對精油潛在毒性的文獻作出檢視，發現那些經常被用在芳療裡的精油根本從未被研究過。大多數的警告是來自廠商贊助的皮膚病理學測試，和芳療的關聯非常有限。

他的第二篇文章「毒性迷思 II—精油及其致癌的潛在性」則被收錄在第四屆芳香療法會議－精油治療應用專題的「精油與癌症」會議錄中。

的首選，特別是旅遊在外的時候！要被某個可能從來都沒經歷過精油副作用的作者防禦性的文字無謂地威嚇，或是用幾滴肉桂精油就能有效率地解決掉不舒服的症狀，你應該可以做個選擇。

另外，關於精油的安全守則有各種不同徹底的分析，而這些文字論述可以寫滿厚厚一本而且多半是挖苦諷刺的內容。但為了讓我們在使用精油時擁有相當程度且必要的舒適感，我們可以採取更輕鬆的態度，試著去看遍那些沒必要而且不存在的危險警告，同時也要留意某些真正的危害。

到後來，一項針對精油潛在毒性的文獻所作的評估顯示，那些經常被用在芳療裡的精油甚至根本沒有被研究過。大多數的警告其實都是來自與芳療沒什麼關聯，企業贊助的皮膚學檢測。

讀者會發現只需要基本資訊和些許常識，就是安全地發掘精油許多用途最好的基礎。這並非意味永遠不會碰到不愉快的使用經驗，因為任何一種精油都可能會有致敏性，或是比你預期中來得刺激，但是也可以將這些經驗當做是一種和大自然重新建立起生理聯結的表示。

如果和許多因著主流醫學的錯誤應用所造成的死亡案例，與因著正統藥物的已知副作用所造成的更多死亡案例數量相比，這趟了解精油的旅程實是純真無邪且全然無害的。

為何天然精油終究比較安全

假使與自然的和諧能為人類提供身心康健的良好基礎，那麼接著我們就能馬上理解天然物質—天然藥物—在本質上是比合成藥物安全的。然而這樣

的看法已然被化學界、醫藥界、香水、香料以及食品業的代表們激烈不休地爭論著。

而官方的看法卻是主張天然物質和所謂「天然等同（nature identical）」物質（這些物質在實驗室裡合成，並且被認為和天然物質相同，因為從表面上看來，它們有著一模一樣的化學分子架構）其實是沒有不同的，人們對自然素材的偏愛是來自消費者被騙往綠色潮流、非理性的群體行為。舉例來說，來自植物的沉香醇和實驗室人工製造的

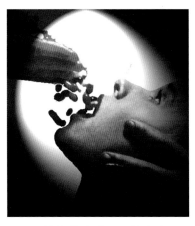

統計數據有時反而很危險

沉香醇被認為是相同的物質，因為他們的化學分子式都一樣。然而這並不正確。這二者之間其實顯然有著物理層面、生物層面和最終化學層面上的不同。〔想了解更詳盡的解釋，請參考我的另一本書《芳療的生活方式》（Aromatherapy Lifestyle）〕

更進一步來說，商業陣線一直認為天然物質摻雜了許多不明的雜質在裡面，反而純粹的工業製單一物質則安全得多。其實後者的論點也是一種誤導，因為工業製分子從來也不是百分百純淨；它們的雜質只是和天然的分子不同，而且可能具有更高的毒性。

然而，要去相信每一個天然分子都是安全的，而每個人工合成分子都是純粹邪惡的論調也未免太不成熟，因為事實是，以上的推論整個—而且很明顯地—是一種對真相的曲解。無論根據哪一個被檢驗的統計數字，天然藥物的安全性都比合成藥物高太多。而有關完整精油會比單一成份毒性較低的這個議題也早已在 1988 年由羅伯·滴莎蘭德（Robert Tisserand）所著《精油安全指南》（The Essential Oil Safety Data Manual）中討論過了。

顛覆爭論

為了擺脫這些捏造的顧慮，所有關於安全和毒性的討論都需要被顛覆過

來。與其永遠保留著對於想像的危險說法，精油本身有益健康的天性必須得到認可。

如同我們所見的，許多誤解其實是來自「只談化學」的觀點，意味著精油是從植物經蒸餾後轉化而來的隨機化學衍生物。「隨機（random）」是這當中的關鍵字，因為它意味著我們不能一下子就說這些物質是有益或有害的，這些東西必須透過香水界、香料界和製藥工業的化學家們日以繼夜逐件按照不同分子、一個一個地努力實證著才行。但如同我們所見，生物學的觀點顯示在真實生活裡，精油的組合成份並不是隨機的，相對地它們會反映出被萃取的植物有機體的生長環境和演變歷程。所以如果有人還在以隨機化學分子的觀念看待大自然多重成份的組合，實在太過時了。

實證經驗與天花亂墜的安全顧慮互相抵觸

結果許多芳香療法的規範經常根據那些隨機毒性的假設，而且都沒有在真實生活中被證實過。舉例來說，許多書籍會要求讀者永遠都不能使用未經稀釋的精油，然而事實上，不少精油是可以未經稀釋即安全使用在皮膚上的。

客觀意識的謬誤

在過去曾明白指稱精油是植物新陳代謝過程中隨機產生之廢棄物的說法，已然是過時的科學思考。化學家們當然認同植物體內存在著精油。然而，單靠化學分子的知識並無法解釋它們存在於大自然的目的，所以只好對外說它們是隨機且無用的產物，直到有一天理性的科學能藉由證實某些藥理屬性，掀開這層隨機無用的面紗再說。然而這種存在在理性科學裡根本不理性的態度，卻從來沒有人承認過。無論如何，它顯示出對於任何事要求合理解釋的嚴謹堅持，也能夠變成一種人文內涵的深刻謬誤。西奧多·羅斯札克（Theodore Roszak）就曾巧妙地形容這樣的現象為「客觀意識的謬誤」。

相同真實的情況也發生在口服精油這件事上。這個被許多書籍禁止的行為，其實充其量不過就是有點像松節油的強烈口感，也沒有急迫的危險性。而被某些作家歸類為「完全不可使用」的精油，其實治療上卻是幫助最大的。

甚至有關「懷孕期間用油安全」的討論似乎也因為始終缺乏任何有害效應的報導而減少。而令大家非常害怕的「迷迭香精油可能會引起（癲癇症）發作」的潛在危險，至今似乎也還沒讓所有英國人置身於某種集體癲癇的狀態。

精油的不良效果

對於精油是外行的人來說，只要稍微用點常識就能建立起對於精油副作用的理解。我們已經辨識出，許多文章裡的警告其實是在出版商指導下，要求作者們所採取的防衛性態度。然而有些精油如果使用錯誤的話，的確是具有毒性的。因此我們必須要能夠辨識這些精油，或是避開這些油，甚至在使用它們時要採取必要的防備。

留意含酮類分子的精油

有些精油會帶有酮類（ketones）分子（酮類分子是結構中的氧原子以雙鍵的形式連結一個碳原子），它們可能是有毒性的，而有些精油則帶有不具毒性的酮類分子，例如迷迭香精油中的馬鞭草酮（verbenone）。在本章中我們會把注意力放在那些含有可能成為威脅的特定酮類成份的精油。

要辨識出這些精油並不難，因為在一般市面上流通的大概就只有下列幾種：鼠尾草（Sage）、艾草（Mugwort）、側柏（Thuja）、牛膝草（*Hyssop officinalis*）和頭狀薰衣草（*Lavandula stoechas*）。而以上這些精油只要口服劑量超過三滴都會可能造成毒性反應。所以這些精油應該要避開，或是只有在你熟悉能夠適當運用它們的情況下使用。詳細有關於這個主題的文章已經都可以取得〔例如可參考我所寫的另一本《進階芳香療法》（Advanced Aromatherapy）〕。

鼠尾草（*Salvia officinalis*）在世界上許多地方都有種植。它最傑出的化學特色就是含有大量的單萜酮——側柏酮（thujone）成份。而就單一成份來說，側柏酮無疑是具有毒性的。比方側柏（*Thuja occidentalis*）和白草艾（*Artemi-*

sia herbe alba）精油中的側柏酮就會傳遞毒性給肝臟和神經系統。奇妙的是，鼠尾草精油的毒性測試顯示，即便平常側柏酮成份一般都超過 40%，鼠尾草精油反而不如我們想像中毒性那麼強。除此之外，如果鼠尾草精油是在它的葉子還很小時就蒸餾，所蒸餾出來的精油側柏酮含量也會較低。

如果想要理解這些不同的特性反應在香氣上的差異，你只要比較帶有獨特側柏酮調性的達爾馬提亞鼠尾草精油（*Dalmatian Sage*）和小葉鼠尾草精油（*Sauge petite feuilles*）的氣味就能了解。

留意那些具有皮膚刺激性的精油

有些精油是絕對具有刺激性的，而有些則是在某些情況下會引起皮膚刺激。這些情況發生的可能性其實很容易察覺，應付起來也很簡單。

過氧化作用

造成精油的過氧化作用有很多原因，而通常最後精油成份裡會含有刺激性的過氧化物。這現象是有些令人困惑，因為即使過氧化物在極低濃度（1%以下）時，它還是具有刺激性的。就現有已知的知識來說，要把這問題降至最低的方法就是要了解這樣的狀況普遍存在於柑橘類、針葉類和茶樹精油中。但就算某種精油被普遍認定是不具刺激性的，倘若你的經驗告訴你它是刺激原，你可以直接避開這款精油或只用它來薰香。

致敏作用

致敏作用是一種會導致免疫系統反應過度的過程。至於和精油相關的致敏作用則可能一開始不會立刻產生反應，但後續使用時會導致不相稱的強烈皮膚發炎現象，即便你只用了最低的劑量。有些精油，特別像是肉桂（皮和葉）精油和丁香精油（花蕾、莖和葉），統計顯示它們和其他精油相比是較具刺激性的。假如在皮膚上使用的濃度超過 2%，肉桂和丁香就會被視為刺激原，意味著它們會從每個人身上誘導出發炎的反應，而不僅是那些對他們具有致敏作用的精油。最有趣的是，這些效果都和外用的方式有關。從芳療圈

精油之旅

酮類分子與鼠尾草

一些企業化的蒸餾廠已經發現有關鼠尾草精油內含高量酮類成份的解決方案，那就是在鼠尾草生長早期當葉子還很小時就採收蒸餾，這樣才可以讓側柏酮（Thujone）的成份含量比較低。

如果想要理解這些不同的特性反應在香氣上的差異，你只要比較帶有獨特側柏酮調性的達爾馬提亞鼠尾草精油（*Dalmatian Sage*）和小葉鼠尾草精油（*Sauge petite feuilles*）的氣味就能了解。

酮類分子：真正牛膝草和高地牛膝草

真正牛膝草（*Hysop officinalis*）的價值在於它對呼吸系統的有利療效，以及對氣喘患者的舒緩作用。但是，真正牛膝草含有比例相當重的松樟酮（Pinocamphone）成份，然而這成份也會令我們很難，甚至無法體驗這隻精油的有利療效。

以往在普羅旺斯的蒸餾商是從 *Hysop officinalis var. Decumbens* 的品種，以野生技法的方式萃取精油。近年來則是改種另一種高地牛膝草（*Hyssopus off. var. montana intermedia*）。這個品種的酮類分子含量非常低或甚至不含酮類分子，但是它對於呼吸道依舊有很好的益處，它可以針對許多狀況安全地使用，就是因為它溫和而不具毒性的天性，甚至兒童也很適合用。僅管它是支極為溫和的精油，也是非常強效的抗病毒精油。

而這種無毒又強力抗病毒的高地牛膝草精油（Hyssop decumben; *Hyssopus off. var. montana intermedia*）從大人到嬰兒都適用。未稀釋的精油可以直接快速塗點在疱疹傷口或是因為發燒所引起的口腔型疱疹上。它是鼻竇炎和支氣管炎專用複方裡極佳的成份，同時也是為人所知的交感神經調節劑，可以減輕神經沮喪、焦慮和氣喘相關的症狀。如果你想要更了解這支精油的效用，可以將它使用在你淋浴時或是添加到乳液裡！

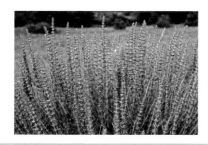

在法國貝寧（Banon）附近所栽種的高地牛膝草（*Hyssop decumbens*；正確地說學名應該是 Hyssopus off. var. montana intermedia）。這款牛膝草是可以安全使用的，不像真正牛膝草品種，它不含有害的酮類分子成份。

精油之旅

熱帶地區作用較強的精油

肉桂與丁香

　　這兩款植物精油可能引起致敏作用和過敏反應，一直是業界爭辯不休的核心議題。事實上，對某些有著先入為主觀念的人來說，這兩款精油的確是危險的。而那些遵循英式芳療的人則會選擇永遠不碰這兩款精油。另一個方式是去發覺你自己對這兩款精油的敏感性，方法是塗抹一小滴精油在手肘內側。

　　而看來從丁香花蕾和莖葉萃取的精油及肉桂樹皮和葉所萃取的精油，都可能會在接觸到肌膚時產生一些不良的效果。但是如果滴一滴肉桂皮精油在方糖或是類似的吸附物上再使用，基本上幾乎任何人都不會出現不良效果。尤其當你患有熱帶地區的感染症時，這樣的作法甚至可以救你一命。

　　丁香精油也是作用很強的一支精油，被任何使用它的人都會用最高敬意來對待它。假如要將丁香精油加在準備口服的精油配方裡，1%的丁香就已經有效，而且應該把它當作使用的上限。

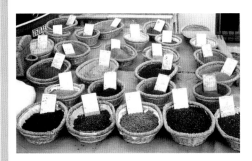

普羅旺斯市場的香料

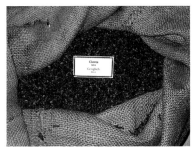

印尼泗水的聖波納丁香菸廠中的丁香

玫瑰草

　　玫瑰草的精油源自印度和巴基斯坦，它是無毒而且生長繁茂的，帶有吸引人的濃郁牻牛兒醇氣味，代表它與較熱氣候有關。據稱它也對熱帶地區的感染有效，以外用方式使用效果最好，但也可以和其他精油一起口服。

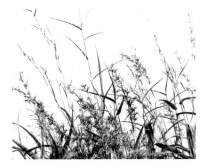

玫瑰草

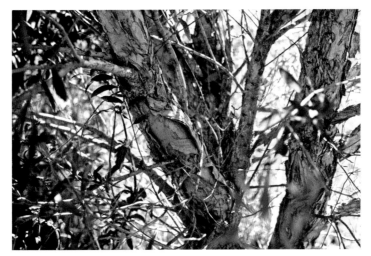

綠花白千層樹（紙皮樹；Paperbark tree, *Melaleuca quiquenervia viridiflora*）

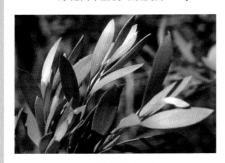

綠花白千層樹葉

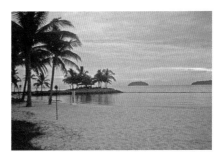

沙巴（Sabah）的夕陽

綠花白千層樹為世界帶來南半球的生命力

綠花白千層／紙皮樹

　　名稱為「紙皮樹」的綠花白千層（*Melaleuca quinquenervia viridiflora*）源自於印尼群島和澳洲北部。而今天市場上大部份的綠花白千層精油則是來自馬達加斯加。這支精油表現出桃金孃科的典型特質。它對強化免疫反應非常有效。最好的使用方法就是在淋浴時將幾滴綠花白千層精油塗抹在皮膚上（見第 8 章），或以調油方式預防或處理上呼吸道問題。至於綠花白千層精油用於預防放射線灼傷的功效，請參考第 13 章。

西奧多‧羅斯札克（Theodore Roszak）的「資訊狂熱」

我們的文化中許多無法量化的價值觀-例如對受苦與疾病的容忍力與人的解決方法—早都無聲無息地人間蒸發了。而我們對這種資訊的觀念著迷不已。西奧多‧羅斯札克在他的《資訊狂熱（The Cult of Informaion）》一書中認為這是我們社會裡一種有意地在各個層面傳遞沒有靈魂的資訊的結果。

當我們不論何時使用電腦，我們會學得一種潛意識的課題（除非有人很小心去抵擋電腦會在我們身上發揮的效用），那就是頭腦的資料處理模式。我們都已經看見這個模式和我們經濟生活中主要的轉變相關聯，帶領我們到達高科技工業主義的新階段，也就是所謂的資訊時代（Information Age）。在這個轉變的背後，強大的企業利益正在塑造出一個新的社會秩序，而政府（特別是軍隊）正是這些資訊科技主要的消費和使用者，所以就和企業聯手來建造這個新秩序。

的使用經驗看來，內服時反而沒有那麼大的風險。而市面上針對這方面也有大量文獻提供給想要針對這個主題做徹底研究的人參考。

刺激不適反應

有些精油成份和整支精油假如使用濃度夠高時，每個人都會產生皮膚刺激發炎的狀況。而通常具有皮膚刺激性的精油都含有酚類分子（phenolic components）：比方說百里酚百里香精油（Thyme thymol）、野馬鬱蘭精油（Oregano）和香薄荷（Savory）精油。但是幾乎任何一種精油都有可能基於它們獨特的特性，對特定對象造成刺激不適的反應。而如果持續使用同一支精油超過一段時間，也可能會導致發生剛使用這支精油時不曾經驗過的刺激不適反應。

資訊時代下的芳香療法

當我們決定要選擇正統療法或是自然療法時，其實我們面對的是來自許多方面的影響。然而個人因素對這些決定可說是相對等的，因為我們有時要處理更深沈的文化和哲學的問題，而這些哲學和文化的背景因素傾向停留在我們的潛意識裡，成為我們釐清和評估所接收資訊後的結果。

經由數位的革命，資訊已變成幾乎是所有事情的通用貨幣。而資訊和金錢一樣，越多越好。為了要學習有關療癒方式的優點，我們會去收集資訊並要求科學實證。我們透過電視、平面和網路來找尋答案。我們持續蒐集和累積這些資訊，等時間到了開始去分析和評估，然後自己反而被更多的資訊淹

沒。按照西奧多‧羅斯札克（Theodore Roszak）在《資訊狂熱》一書中所提出的爭論，收集和處理大量資訊的模式，最後會逐漸取代思考，也就是說，資訊過多會讓人難以察覺某些被刻意跳過的曲解或造假。

看看那些在網路上與某個特定處方相關的科學言論就可見端倪。對於這些不同的網站看起來該是什麼樣子，似乎有某種被公認的規則存在。從美國食品藥物管理局（FDA）所認可的藥品網站，到以科學作為根據的保健食品網站、再到嬉皮式的草藥處方網站，每一個項目都有它特殊風格的語言。那些由藥廠發展出的單一成份藥，網站用的是嚴謹又有權威性的語言，散發出一種官方網站的氣息。而藥草類產品則是相反，它們用的是比較多彩而較隨性風格的網站，也不那麼具有軍事教條般的語言。

我們大多數會潛意識地接受這種暗示性的結論：單一成分藥物一定真的很有效，因為他們的網站充分顯示出一種權威感。而複方的藥物和保健食品則明顯比較沒那麼認真，從他們網站的設計就能證明這點。經驗主義、傳統醫學和直覺的方式都會被認為是形而上的訊息，也讓我們重視這些企業科學的模糊資訊更勝過自己感官體認的經驗。

植物訊息，媒體廣告和數據資料

花點時間仔細思考那些蘊藏在生物分子和商業藥品裡不同的資訊性質。精油直接對我們的嗅覺說話：我們可以看到它們的顏色，它們的質地也是可以碰觸得到的。而藥理學則是發展出我們感官無法感受的藥品，並宣稱他們的效用是內科醫師的設備檢測過最好的！我們於是接受這些曾經好好照顧我

背景資料

不變的假象

「不變的假象」比喻源自一本由美國當代最知名的作家之一所著，與香氛和香水密不可分的小說．湯姆．羅賓斯（Tom Robbins）的「鄉野無名氏（Villa Incognito）。

「就在坦努奇抱怨他自己悲慘的失敗後，基順責備他說：『你這個笨蛋，你怎麼會如此天真地去告訴一個人真相呢？人們一直將自己深埋在無止境的虛幻假象中，像是宗教、愛國主義、經濟、流行時尚這一類的事情，如果你想要討好兩條腿的同類，一定要學著把自己偽裝得跟他們一樣。事實上，藉由破壞他們不變的假象，我們有時候可以協助他們將腐壞的騙局轉變為一個新的可能，但是這有可能是一個你沒有興趣也並不合適的任務。所以，對人何妨以你認為恰當並且獲利的方式去說謊─但一定要僅記，你絕對不能對自己說謊。』

們的化學感官，在經過這麼多年的進化後已不再得到我們信任。我們也同意以替代品來操控我們的精神層面。

當精油可以為我們的感官凝聚出一首多頻率的交響樂、餵養我們賴以維生的意識水平時，藥物只能間接地透過廣告商所發出的文字影像來與我們對話。一個電視廣告就可以利用我們聽覺和視覺的感官來進入我們的心志，而藥品宣傳─儘管缺乏任何生命元素─也藉由主流的科學文化，用暗示人類超越大自然的態度，來將之合理化。

科學至上主義

在理性科學中那些有關藥物療效的傳說基礎，其實是以自說自話的方式來掩飾其中的虛假：製藥業拍攝的廣告裡都是一些因著科學的祝福而免去疼痛、快樂無比的人們。而在此同時，一般人其實不可能理解得了這些藥品所引用的科學資料。相反地，我們其實就是完全相信科學。在我們所說的語言裡也反應出這個現象：「他們（指科學界！）發現…。」每當提到那些我們所相信的科學事實，我們便直接使用「他們」這個模糊的字眼。科學其實已經成了現代的神話。我們的文化相信的是一種不能夠被合理化的合理科學，而這樣的矛盾也就因此巧妙地被稱為科學至上主義（scientism）。

捏造假象

法國思想家保羅．韋爾里歐（Paul Virilio）對於「media」這個字的字義源頭作了非常有趣的觀察。這個字緣起於動詞「mediate」，有調停、幹旋的

意思；這是拿破崙不停實踐，培養至完美的一個習慣。在當時只要法國軍隊征服過的任何國家或區域，該國的國王或獨裁者就會被調停斡旋（mediated），這意味著這個獨裁者可以繼續擁有他作為獨裁者象徵的標誌，比如他的王冠或是王位標誌。他可以維持其權力的假象，而實際上，他已被所謂的中央政府削權，去接受並執行官方的指示，他已被「調停（mediated）」了！

「mediate」這個字接著被用來敘述一個人表面上仍掌權，但事實上權力已經被架空的假象。這正是大部份商業媒體在做的事情。他們在跟大眾調停──換句話說就是架空大眾的權利。

韋爾里歐接著觀察商業媒體，特別是電視，以省略和選擇式的方法毫無羞恥地存在著。舉一個有關醫學重大突破的典型報導為例，這種報導通常會出現在報紙的第三版：這個突破永遠都是透過藥廠，也永遠都是某種「有前途」的新藥。相較之下，我們如果想要讀到其他治療方法的資訊，就必須得先過主流媒體這關。大媒體只傳遞一種道理：單一的企業科學思維，唯有企業科學能為健康問題創造出解決方案。這是一個極大的策略性謊言。

除此之外還有戰略性的謊言：要是有利於某種藥品的研究就會被發表，而不利於該藥品的則不會。很不幸地，這已經成為一種潛規則。一個所謂「制度化的假象」已堅定地存在，而真正的問題已不在於這些站不住腳的做法是否是一種令人遺憾的特例，而在於輝瑞藥廠（Pfizer）和安隆能源公司（Enron）在本質上是否不同。如果一個企業的目的是要為股東們開採利潤，那麼這些藥商便是為了股東們的利益，開發出像威而剛（Viagra）或諾瓦德士錠（Tamoxifen）的藥品，來當作利用人體為股東獲利的工具。

當這樣的騙局已經成為經濟活動裡不可缺的一部份時，重要的是我們要檢查自己所吸收的訊息品質和型態，並且去了解是誤傳還是真實的訊息。

了解精油以揭穿捏造的假象

當禽流感盛行時，媒體的宣傳機器一如往常誇張地報導新的案情，並交替持續地提到企業抗病毒藥品，唯一的顧慮是供應量是否足夠保護到所有無

助的民眾。那些被提及的藥品對抗 H1N1 病毒的效果其實近乎於零的事實，對媒體來說是沒有報導價值的。但它真的效果差到連德國明鏡周刊（Der Spiegel）—無疑是間反企業化的媒體—都稱克流感（Tamiflu）是「現代人的護身符」！

開發克流感和其他類似抗病毒的藥品，目的主要是利用抑制流感病毒外層神經胺酸苷酶（neuraminidase；一種跨膜蛋白質）的功效。這種類型的抗病毒藥物費力闡明著單一標靶藥品潛在的缺點。它們可能在特定情況下起作用，但是只要分子組成的標靶稍有不同，可能因為它是不同病毒身上類似但不完全一樣的標靶，或是因為該標靶病毒有稍微突變過，這個單一標靶藥就會變得無效。（可以同時參考本書中第 10 章「最新的流感病毒：H1N1 的抗藥性」）

這正是我們開始了解到精油的非選擇性作用模式真是多麼給力又能成為生命的最佳支援。邏輯、理性和手邊的科學證明都支持精油能成為一種最有效、特別是預防下一波流感治療良方的觀點。

個人的經驗其實是確保面對這樣的威脅時，依然保持冷靜或至少夠理性，並且有辦法擺脫恐慌或是妄想的辦法。而個人的相對安全感（因為明明知道永遠不可能百分之百保證免於感染）正是來自於經驗值。這種相對安全感就來自於知道如何應用精油，並且在這麼做時不會有被威脅的感覺。這就像人生中許多事情一樣，都需要些時間。

當下一次媒體閃電式宣告另一波病毒引起的流行病時，不論是真的或是危言聳聽，讀者最好已經有嘗試過口服某些合適的精油的經驗。假如我們到那時候還不懂得真正運用精油，下一次致命流行病發生時，只會加深我們的不安全感。但如果我們已經體驗過抗病毒精油，並且也清楚自己身體對那些精油的反應（特別是對不曾感到過的任何不良反應），我們將會更清楚知道如何有效應付事情的狀況。

芳香療法真正的進展

在芳香療法的領域，往往是見識多廣的一般使用者貢獻最多，他們不僅主動探索，也願意逐漸採用精油先鋒們的建議所衍生出來的新方法。

有一個完美的例子，這跟綠花白千層精油在放射性治療時保護皮膚免於燒燙傷的用途有關。在 1990 年出版的「精確的芳香療法」一書裡有一小篇的專論就已提到綠花白千層精油可以「保護皮膚」（原文作 protectrice cutane），並且謹慎地將「防輻射」（原文作 radioprotectrice）這幾個字括弧起來。除此之外，這兩位重量級人物皮耶・法蘭蔻姆（Pierre Franchomme）和丹尼爾・潘威爾（Daniel Penoel）以及其他幾位在此領域的先驅，也都不斷重申綠花白千層精油的防輻射特性。這個資訊在芳療圈裡流傳，直到某種程度，一般使用者也試著用了。最後席拉・漢格爾（Sylla Hanger）在西元 2000 年第四屆精油治療應用的芳療大會上發表了「使用精油對付放射線癌症治療的副作用」的專題，將這個一開始很少人去使用的訊息變成確實應用的實踐。

貞潔樹精油（*Vitex agnus castus*）崛起的背後也有著一個類似的故事。儘管這個植物的酒精萃取物在不同國家的藥草醫學裡很早就有歷史記載，但它的精油不曾真的被重視過。在德國慕尼黑的一次植物療法會議上，一位荷蘭研究者司華迎（J.H. Zwaving）告訴芳療師莫妮卡・哈斯（Monika Haas）說，他相信貞潔樹酊劑的活性成份如果也同樣出現在精油裡，其效果應該更為顯著，而在那次會議之後沒多久，司華迎就出版了有關於貞潔樹的研究結果。他期望貞潔樹精油的作用會比其酊劑更有效。然後這個觀點清楚地由芭芭拉・拉克（Barbara Luck）的「貞潔樹：針對更年期平衡的探索」研究論文證實，這文章同時出版在西元 2000 第四屆精油治療應用芳療大會的會議錄裡。現在貞潔樹精油在芳療圈裡有許多人使用，作為有效並安全平衡黃體激素和雌性激素分泌量的媒介，也能顯著舒緩經前症候群和更年期症狀。

精油之旅

薰衣草的純正度

薰衣草精油對許多芳香療法的現象來說是一個很好的解說範例，但這也顯示了一個不太令人愉悅的事實：摻混精油充斥市場的程度。在普羅旺斯，種植族群薰衣草（population Lavender）－大多為純正薰衣草（Lavande fine 或 Fine Lavender）－的分佈面積是很稀少的，遠比不上醒目薰衣草（Lavandin）無限延伸的大片面積。而事實上，純正薰衣草目前只有種在普羅旺斯的塞尼翁高地（plateaus of Saignon）和拉加德區（Lagarde d'Apt）以及風禿山（Mont Ventoux）周遭地區。

法國出口數據顯示，每年有將近 250 公噸所謂的純正薰衣草精油出口。但是沃克思（Volx）地區的薰衣草栽種者協會的統計數據顯示，其實每年蒸餾的純正薰衣草精油並不到 20 公噸。諷刺的是，對那些看得懂氣相層析圖的人來說，這分明是詐欺，只是做個表面工夫能表示它是純精油。而不論是當地零售商或顧客其實都看不懂氣相層析圖，但他們都需要靠這張圖來證明自己手上精油的純正度。而事實上，大多數流通在市場上薰衣草精油的氣相層析圖都是說明摻混造假的最佳證據。

被重新建構的薰衣草精油，是添加本身也已被巧妙摻混過的醒目薰衣草精油，來增加薰衣草主要成份－沈香醇（linalool）和乙酸沈香酯（linalyl acetate）的含量。所以這種被重建過的薰衣草精油含有非常高濃度的沈香醇和乙酸沈香酯。

以下是有關於純正的純正薰衣草（Fine Lavender）的幾項特徵：

· 沈香醇和乙酸沈香酯的總和不會超過整體成份的 80%。

· 順式和反式的羅勒烯（ocimene；常見的單萜烯碳氫化合物）的總和佔比至少有 9%。

· 乙酸薰衣酯（Lavadulyl aceate）這個複合物成份特別能透露真相，它無法在市場上以廉價取得，因為它只來自天然的薰衣草精油，它的濃度佔比應至少佔總成分的 4.5%。

· 最後，在純正薰衣草裡的樟腦（camphor）成份應低於 0.5%。

薫衣草：雜交品種從哪來？

　　在第一次世界大戰以前，薰衣草精油幾乎只有從法國和義大利阿爾卑斯山脈野生的植物萃取。從義大利的庫內奧（Cuneo）到法國蔚藍海岸有名的巴雷姆（Barrême）村莊都有薰衣草的收成。由於普羅旺斯高海拔區域土壤的極度貧瘠和第一次世界大戰後悲慘的經濟情況，當地的農民想尋找一種可以帶來額外收入的經濟作物。而他們就在普羅旺斯較高海拔茂盛生長的薰衣草身上找到了答案。

　　時至今日，大多數在普羅旺斯大面積耕作的地區都栽種著不同品種的醒目薰衣草雜交種，大多是葛羅索薰衣草（Grosso）、超級薰衣草（Super）、蘇美安薰衣草（Sumian）以及亞碧拉薰衣草（Abrialis）。而曾經狹葉薰衣草（L. angusti-folia）種在海拔 1800 到 2400 英呎高度之間，自然而然地將它的種子散佈到較低海拔的區域。而寬葉薰衣草（Spike Lavender / Lavandula latifolia）則在南法沿岸地區大量地生長著，並且一直往中海拔的高度向上散佈，直到與狹葉薰衣草相交會之處。普羅旺斯山坡草原區域，大約 1400 到 1800 英呎的高度，你可以看到純正薰衣草、寬葉薰衣草和它們二者的雜交種在野地交錯地生長著。1930 年間，有著事業野心的栽種者很快就發現到這種雜交種的精油含量明顯高過狹葉薰衣草。而其中一種由姓氏為葛羅索（M. Grosso）的男士所複製的特定雜交品種特別受歡迎。現在大家在普羅旺斯看到種植滿滿的一大片醒目薰衣草，其實全都是從原本那一株植物繁殖出來的！

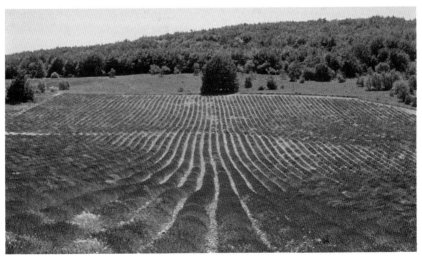

生長在拉加德高地上的族群薰衣草

醒目薰衣草栽種面積最大的區域就在瓦朗索高地（Valensole plateau），在那裡藍色的薰衣草田一望無際，相接著地平線到盡頭。有機的精油是非常好用的，但也確實反應出人類追求高萃取量與強烈氣味的意圖。

普羅旺斯：永無止盡的誘惑

普羅旺斯某些栽種薰衣草區域已被人們所熟知，其名聲甚至遠超過真正的種植區。最有名也最讓人嚮往的當然是沿著摩納哥（Monaco）與格拉斯（Grasse）到尼斯（Nice）、經過聖特羅佩（St. Tropez）、土倫（Toulon）最後到馬賽（Marseille）的整個沿海區域，但是內陸的薰衣草風景其實也是一樣豐富的。不過人們大概對塞農克修道院（Abbey de Senanque）景色的印象比它的名字更深吧。

這些許多在其中傳遞浪漫氣氛和溫煦花香氣息的普羅旺斯景點，靠著薰衣草商業貿易一直存活著。許多小販仍舊販賣一種以巴雷姆（Barrême）村莊之名來命名的薰衣草，這個小村莊就位於上普羅旺斯阿爾卑斯省的阿爾卑斯山脈斜坡上，也意味著特別優良的高地薰衣草特質。然而隨性的旅人經過巴雷姆的時候，會意外發現怎麼看不到任何薰衣草田，更不用說在那個景點所販賣一桶桶美麗的巴雷姆薰衣草盆栽了。要在難走的阿爾卑斯高海拔地區收成野生薰衣草已經不再是很經濟的一件事。這事早在一百年前就停止了。儘管許多人懷疑法國阿爾卑斯高海拔處是否真有生產純正薰衣草時，在義大利庫內奧（Cuneo）一帶則是有一些小規模栽種而且令人懷舊的工廠。

感受精油

有些芳香療法的作者認為，浸淫在精油世界裡與精油相處所學習到的東西，比認識它們的療效特性更多更廣。這些作者認為精油可以廣泛地教導有關健康的知識，甚至人生的課題。換句話說，與精油相處是一種對於生理層面以及經常在生命中被忽略的情緒層面建立所的關注與覺知。而接下來這個練習就是要帶你探索以精油建立身心覺知的過程。

為了讓這個練習是隨性自在的，並且沒有安全甚或毒性問題的顧慮，最重要的是要使用最溫和而友善的精油，而薰衣草精油正好是芳香療法的第一首選。它有各種雜交品種、複製品種和族群品種可以很容易取得，讓體驗者能夠順利地體驗一些根本的芳香療法和精油概念。

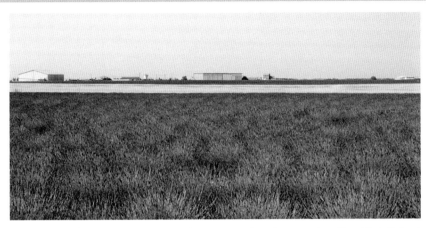

瓦朗索高地（plateau de valensole）大約 12 英哩寬×24 英哩長，據說是全世界被薰衣草的紫藍色花海覆蓋最大的種植面積。

　　首先，你可以選擇一個你每天都享受的梳洗活動。淋浴會是個好選擇，不過使用身體乳液來保養皮膚也很不錯。這個活動應該會是你幾乎每天都會做，而且可以讓你以外用的方式使用精油的。

　　讓我們從有機超級醒目薰衣草精油（organic Lavandin super）開始。在你淋浴時，在你的手掌裡倒出大約 5-10 滴的精油，並將他們均勻地從腳塗抹到膝蓋後方，再順著身體向上到軀幹，然後直到你的腋下和脖子。

　　這個程序要以相同的精油重複使用五天，你將會慢慢地察覺到精油沈澱後心情與感覺的細微變化。不要期待會有任何重大的發覺，而是留意那些偶爾出現，對於自身健康發展出的敏銳感受。

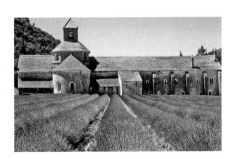

塞農克修道院的景色已經成為旅遊業的一個標準景觀，是任何與普羅旺斯相關事物的象徵。

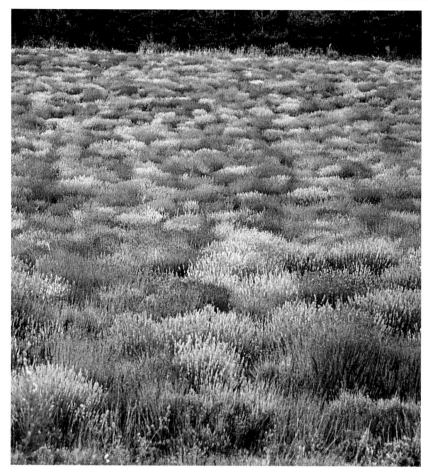

層次豐富的族群薰衣草田很容易和雜交及複製薰衣草田（如梅耶薰衣草 Ma-illette）整齊劃一的樣貌區分開來，族群薰衣草田中，每個植株都呈現變化多端的顏色，反映出有性生殖的特性。

　　持續五天使用醒目薰衣草精油後，你可以改用無性生殖法栽種的純正薰衣草，例如有機梅耶（Mailette）或梅特隆（Matheronne）這兩種品種。同樣地，你接著使用這種精油一些時日。經過這第二輪的實驗，相信你會對這兩種精油的不同有清楚的感受。

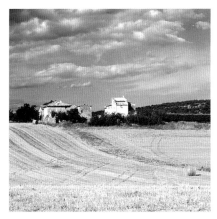

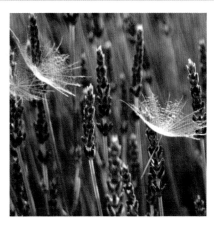

施米雅那山區（Simiane la Rotonde）
周圍的麥田

葛羅索醒目薰衣草（*Lavadin grosso*）

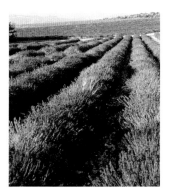

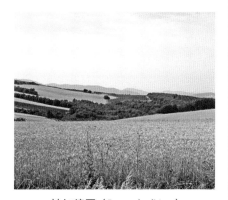

布瓦城堡的純正薰衣草田
（*Lavande fine* at Chateau du Bois）

拉加德區（Lagarde d'Apt）

普羅旺斯的景色

　　在實驗的第三個部分，你可以用同樣的方式，以族群薰衣草（population Lavander）來實驗。你將會迅速地觀察到族群薰衣草極為柔和的特性，那種較不濃郁的香氣卻是會逐漸帶出整體的層次和優雅，並讓你發自內心地明白這三種薰衣草明顯的不同。

第 6 章

芳療與多元文化
傳統的聯結

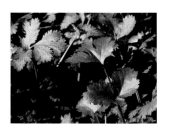

> 理性思考與理性科學的獨大統治，已經讓現代人性對這世界之外的
> 個體幾乎到達完全盲目的地步。
>
> ～沃爾夫-迪特・史托爾（Wolf-Dieter Storl）

背景資料

格拉斯的芳香療法
與藥用植物研討會

在法國舉辦的格拉斯研討會，是法式
醫學芳療界中最重要的活動。

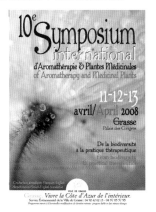

直到二十一世紀早期，芳香療法已經發展出許多不同的派別。許多芳香療法的重要著作，也是在這段時間出版的，包括奧地利出生的生化學家瑪格麗特・摩利（Marguerite Maury）近乎神話般的著作、在醫學與科學背景下推動的法式芳療所給予的諸多貢獻、帶有些許新殖民主義色彩的英國作者，以及由艱澀文字書寫的德國作者等，以各種觀點教導人們如何使用精油。而這些作者大都熱切地想要治療疾病、處理病症、預防老化或是提高自我覺知力。我們將在本章中看看這些不同的芳療系統是怎麼出現的，以及如何針對生活中許多不同的狀況提供解決方法。

不同的醫療系統具有不同的邏輯，學習與理解這些邏輯的運作，可以使芳香療法變得更有深度與力道。在過去人們觀察植物藥方對人體產生的作用

時，會依照各自的文化給予系統不同的色彩，但是對於其中成份所呈現的生物機轉，解釋倒是意外地雷同。但從不同的系統會產生不同的推理邏輯，因為對於病症與精油的次級代謝物會從不同的觀察角度切入，引述各式各樣的療效推理絕對是芳香療法的優勢。當人類觀察自己對植物藥方所產生的反應，他們的看法勢必也會加入各自文化的影響。卻發現觀察目標—即越來越清楚的生物機轉—其實是雷同的。針對同一種症狀，如何選擇適當的精油的方法有很多種。這些差異是因為對植物次級代謝物能力的切入角度不同，但是無論哪種，大家的目標都是專注在植物與人類的互動關係上。

法式醫學芳療

香水植物與人類之間的關聯在法國南部似乎是個不受時間影響的真實生活。

那裡擁有得天獨厚的地理與氣候等因素，適合香水植物生長—光是想到世界馳名、氣味迷人的法國薔薇（*Rosa gallica*）就知道了。這裡的人們早在十一世紀就開始運用當地的香水植物，為當地的皮革工廠生產香水，改善皮革製品的氣味。

從增添皮革香氣到文藝復興時代的庭院，法國南部的小城格拉斯被一舉推上了世界香水之都的寶座。那個時代的人們，對於當地香水植物的藥理特性就已略知一二。

然後—到了十九世紀後半初—這些療效特質便以現代科學與化學的語言描述。這一點可以去翻翻法國化學家蓋特弗賽（Gattefossé）在 1937 年出版的書，其中的描述真是非常迷人。

芳療貢獻者

尚‧瓦涅（Jean Valnet）

法國醫師尚‧瓦涅在 1964 年出版了「芳香療法的實踐（Aromathérapie）」一書。在書中瓦涅醫師重新恢復了精油在醫療方面的應用，在治療傷口感染的關鍵時刻，當磺胺劑（sulfonamides）或抗生素等人工製成的抗菌藥物似乎無法贏得勝利時，可以使用精油來幫助人體打贏與細菌間的戰爭。

瓦涅醫師培養了許多有關芳香植物的普遍知識，後來這些知識深深融入了南法人的生活與傳統。從瓦涅醫師的著作中可以看出，他深受夏樂柏（Charabot）、杜邦（Dupont）與蓋特弗賽（Gattefossé）等科學界前輩的影響，同時也繼承了法國藥草學家馬賽奇（Mességué）的傳統智慧。瓦涅醫師的研究與發現在法國的醫學界中，為過去不怎麼起眼的精油奠定了一席之地，相較下這樣開放的態度在英語系社會中是較為罕見的。

即便在十九世紀快結束時，也有許多關於各種植物精油抗菌能力的著作出版。隨著化學的進步，法國的化學家夏樂柏（Charabot）與杜邦（Dupont）開始將精油中的化學分子進行分類，漸漸地發展出現代芳療系統的基礎表現形式。蓋特弗賽仔細說明這些分類後，創造了一個全新的名詞「芳香療法（Aromatherapy）」。而這直接引領了後來瓦涅（Valnet）和貝雷許（Belaiche）派思想體系的理論架構，逐漸演變成現在我們所稱的「法式芳療」。

最初的法式芳香療法，著重在感染症的處理。它的治療邏輯與對抗療法（allopathic medicine）相似，目的是透過攻擊病原體以達到治癒的目的。但兩者不同之處在於法式芳療使用的媒介並不是磺胺類藥物（sulfonamides）或抗生素，而是天然的植物成份。對法國人來說，芳香療法是使用精油來治療疾病的一種醫療方法，而施做者通常是熟悉這個領域的醫師。這種兼具科學與專業性的醫療方法後來在羅伯·滴莎蘭德（Robert Tisserand）的重要著作《芳香療法的藝術》（The Art of Aromatherapy）一書中，轉變成為一般大眾也可以應用的形式。

病菌理論與法式芳療

十九世紀的化學兼微生物學家路易·巴斯德（Louis Pasteur）發現，細菌很有可能是傳染病發生的主因。自此這樣的觀點一直被沿用至今（特別在美國文化中），有許多人認為細菌是導致所有疾病發生的萬惡病原體。雖然細菌性病原體的確可以造成某些嚴重的疾病與感染，但把人類生病的錯一股腦全怪在細菌性病原體身上，這樣單純又固執的觀點也是西方醫學獨有的特色。這種自毀性的細菌恐懼症是我們對不變假象一直揮之不去的活生生例子。

即便巴斯德（Pasteur）在他的生命晚期也發現到，把細菌視為疾病發生的單一根源，其實是一個錯誤的觀念。這位學者自身的名言是「身體本身的條件與狀態才是一切，細菌根本不算什麼。」細菌只能在特定的條件與環境下才得以生存與繁殖，但是很少人會提這件事。另一方面，由於抗生素的取得太過容易，導致人們對事前的預防掉以輕心。即便病菌理論的持續掌控已

經因著其假設的可信度漸漸失去影響力，但是藥商們還是為了自己的利益想辦法讓它存在人們的心中。

從現代整體治療的角度來看，「細菌感染」會發生在免疫系統變弱時令細菌趁虛而入，或是當未知的病原體入侵，人體免疫系統尚未產生合適抗體的時候。因此，事實上我們所害怕的細菌感染，有一部分要歸咎於自身免疫系統的低下所致，而另一部分則是要能理解免疫系統對於沒見過的病原體，沒辦法在最短的時間內做立即有效的處理。

在二十一世紀初期，當絕大多數的人們都過度依賴著工業生產的抗生素時，法國醫師們正致力於研發可以有效對抗細菌感染的精油療法，這一點看起來相當具有前瞻性。

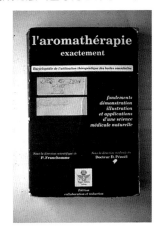
傳統法式芳療治療感染的三大策略

在法式芳療中，處理感染通常是依照保羅·貝雷許（Paul Belaiche）在 1970 年晚期奠定的三大步驟與策略進行的：

一、持續地排除有毒物質（如清潔感染處的膿液）。

二、消滅殘餘的病原體。

三、支持恢復過程。

貝雷許發表了非常多體外實驗的研究報告以及實際臨床結果，顯示精油能成功處理各式各樣的傷口感染。而以上這三大步驟與原則被後人沿用至今，可以說是現代法式芳香療法的核心精神。

植物藥材：簡單又方便取得

目前世界上有 80% 左右的人口，居住在沒有西方醫療輔助的地區。而這些人生病時所仰賴的治療方法與醫療行為，在西方的醫療體系中通常被視為是次等、落後的治療手法。如果由製藥公司透過科學的方法為這些傳統藥物進行檢測，想看看這些傳統偏方的活性成份，想必還沒等結果出來，實驗室中穿著白袍的人們的心中早已得到那充滿偏見與輕蔑的答案。

但是當衡量人生的標準是快樂與健康時，單純的事物突然間就變得似乎不是什麼壞事，因為簡單自有簡單的好處。

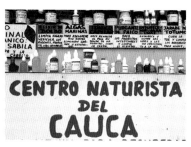

哥倫比亞卡利市的戶外藥局

法國醫師們在 1970 年間根據這三步驟治療策略，發展出精油臨床治療的草案，進而成為法國主流醫學中的一項特色。這項發展後來也為英國的芳香療法所追隨，以不同的方式開花結果，成為今日正統芳香療法的發源地，也塑造了芳療師這個全新的職業。

結構作用模型

在此同時，法國的芳療界先驅們如法蘭蔻姆開始推廣一種將精油療效合理化分析的系統，幫助人們有效選擇適用的精油。此時結構作用模型（structure-effect modei）的誕生，正好加強鞏固了法式芳療的三大步驟與原則的分析基礎。結構作用模型主張精油的基本生理和藥理特性與精油所含的萜類分子結構是有關聯性的。「結構作用」是一種大膽設計，也是首度將精油成份的分子及物理特性與它們的生理活性之間連結起來的創舉。而這也提供了精油使用者在面對特定疾病時，選定有效精油的另一種依據。

這樣的發表賦予後續的精油作者們更寬廣的空間，找到大量加入自己的變化與意外發現的機會。其中有一位作者山版了「進階芳香療法（Advanced Aromatherapy）」，在書中以結構能量圖（Structure and Energy map，也就是結構作用圖的另一個名稱），解釋了大約五十種單方精油的協同作用與特性。德國也出版了一本試圖將精油的生理面、情緒面及奧祕層面的特性統合在一起的書。雖然權威性的國際芳療期刊（International Journal of Aromatherapy）對此不太重視，甚至戲稱這個全新的系統作「官能基理論」（functional group

結構作用圖（Structure Effect Diagram）

以下列出六種精油，依照其各自含有的化學成份的比例，決定其隸屬的化學族群並在圖表上標出該精油的位置。

香蜂草：檸檬醛（醛類）
羅馬洋甘菊：酯類
德國洋甘菊：倍半萜烯碳氫化合物
檸檬：單萜烯碳氫化合物
玫瑰草：萜醇類
百里香：單萜酚類

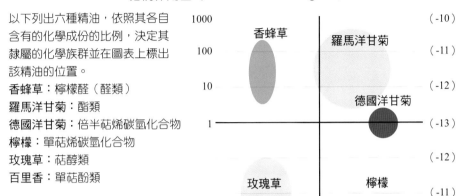

theory），但這股熱潮還是不斷地湧入英式芳療的世界，後來在英國甚至衍生出一種根據結構作用創造出來的數位化配方指南，讓使用者們只需點點滑鼠，就能依照自己需要列出合適的精油名單。

英式芳香療法

　　從1980年代的初期，英式芳香療法開始蓬勃發展。許多相關書籍也紛紛問世，教導大眾要如何使用精油，以及避開哪些危險的精油。但是嚴格來說，此時坊間的芳療用書大多只是空有充滿權威的口吻，但是在內容上卻缺乏實際的洞察力。對於特定症狀的治療建議，也大多來自於當地的芳療權威。然而，對於精油生理作用的實際原理，在當時的英國卻鮮少有人能明確且清楚地闡述。就在這些芳療作家的數量不斷增加的同時，一群自稱為科學的護衛者出現了，不留情地批評與抱怨市面上的芳療書籍缺乏科學性的說服力。但是這些崇尚科學的「護衛者」們，可能不太了解科學已經淪落到成為大型企業賺取商業利潤的工具，所以那些對於香氛產業的批評，現在回頭看時難免會感到荒唐可笑。

阮英俊（Jeffrey Yuen）

近年來在美國的另類療法圈中，特別在紐約和加州，芳香療法已經逐漸轉向中醫與精油之間的交集。這股風潮在之前是由道教大師阮英俊（Jeffrey Yuen）獨力推廣。

阮先生透過中醫的哲學概念，來說明精油的療癒特性。他的目標並不完全在於找出符合特定病徵的特定處方，而是讓個人（治療師）有能力將中醫的概念應用在特定病人的身上。

中式醫學芳療

傳統中醫的理論架構，提供了尋求精油治療潛力的另一條路徑。而且精油的成份與中藥合劑很像，其中同時含有部分高活性與低活性的物質。除此之外，中藥與精油皆享有一個共同的特點，就是使用時不容易產生副作用，並可將療效最佳化。

道教大師阮英俊（Jeffrey Yuen）是最早提倡中式醫學芳療（Chinese medical aromatherapy）的先鋒。他透過中醫的觀點與角度使用植物精油。因此我會在此提供幾個阮先生所使用的語言和觀點，因為它們具有使人探尋療癒策略的非凡能力。

注意事項：本書作者並沒有受過專業的傳統中醫訓練，以下文章中的基本概念，全部引述自阮英俊先生（Jeffrey Yuen）的發表，目的是鼓勵讀者去探索更寬廣深遠的相關領域。

中醫的典範

傳統中醫是奠基於道教的哲學架構，比現今的西醫更著重從全盤的角度來看待「療癒」。阮先生指出，中醫的運作方式是從維持「生命先決條件（preconditions of life）」的基礎開始，生命的先決條件沒有顧好就無法擁有健康，而生命的先決條件如下：

生存：運用營養，能夠滿足生理基本需求

互動：一般是指與其他人之間的互動，通常會引導我們追尋生命的意義

調整：隨著人生中遇到不同的事物，調整或改進自我的價值觀以及習慣

芳香療法能在滿足所有這三項先決條件的事上扮演重要角色。例如精油可以透過治療感染幫助我們生存。大多數人三十或四十歲左右時，會面臨被生活中額外的壓力壓得喘不過氣，此時精油可

以幫助我們更容易重新調整自己在生命和社會中的定位，來支持互動這個先決條件。

當精油與我們的生存和互動有關時，人們在面臨生活中的挑戰與巨大的轉變時，精油可以發揮相當好的作用，協助我們調整自己的步伐。無論是精神或是生理層面，精油對我們來說都是獨一無二的補給品，很適合在不同的處境下重新安定自我。

針對治療疾病時，阮先生非常強調中醫與西醫在治療邏輯上的不同。在人體罹患疾病時，中醫不會治療疾病，而是重眼在患者本身。而中藥也理所當然地是為患者量身訂做的。在中醫的處方中，不同的患者雖然有著一樣的疾病，但是處方卻不見得是一樣的。西醫的觀念認為，發生在人體上的疾病表徵，都是病原體所導致的，但是根據阮先生的說法，中醫的邏輯並非如此，中醫反而認為疾病的主因不在病原體，而是反映出這個生命體試著將病原體所造成的失衡或滯礙矯正時的反應。從阮先生的角度來說，治療疾病最佳的方法是針對失衡的狀況開立處方，而非單純地對抗疾病表徵。

植物精油的主要特性

從傳統中醫（TCM）的角度來看，精油的治療應用取決於它們的三大主要特性：分別是變異性、感官影響以及與元氣（又稱為人體生命力的「原始」形態）之間的共鳴。（想瞭解氣，也就是生命力，在傳統中醫中所扮演的角色與不同層面，可參考本章中側欄的「氣的三個層次」）。

1. 變異性

　　無論從西醫和中醫的角度，人們都認同源自於不同族群的相同物種，所產出的精油會因為其產地的不同而帶有不同的氣味與特質。這樣種性質上的變異性其實是源自於植物本身，同種植物在不同生命階段、不同生長條件以及植物體表現自己的方式的複合結果。而差別在於東西方對於這種變異性重視的程度。在西方藥理學中，變異性是穩定產品品質的障礙。然而精油的變異性在中醫中，卻被視為是精油治療效果的重要因素。這與演化生物學中精油成份中持續不斷的變異性是預防微生物對精油發展出抗性的重要因素的觀點，兩者在認知上是一致的。

2. 感官影響

　　東西方的哲學觀點和西方的科學思想都同意我們的「世界觀」是構築在我們的感官之上，正確地說，我們所認知的真實事物，是人體所有感官蒐集到的資料集合體。

　　根據中醫的說法，人體所有的感覺器官是座落於衛氣（防禦性的生命力）的表面並與之相關聯。因此精油會改變我們的感覺器官處理訊息的方式。當感覺器官改變時，傳遞到大腦的訊息也會隨之變化，最終也改變了我們對世界的看法與定義（以上部分請參照第？的側欄，約翰・艾克斯（John Eccles）談真實的構成與定義）。如果我們相信意識會把人引導到疾病裡，卻沒辦法把人從疾病中帶出來的話，上述這點就會顯得特別真實。意識的改變被視為能在病根處停止病理模式最有效率的步驟。阮先生認為，芳香療法可以幫助個人行為往好的方向慢慢改變，芳香療法可以視為自我調整的方法。

3. 與元氣的共鳴

　　在中國藥草醫學中，從植物萃取的精華象徵著該植物的基本設計元素，或是植物體內引導著植物從生長到衰老過程中能量表現的那種律。從這個角度來看，精油首當其衝應該是與元氣有關。而道教的修練者們，更將植物的

芳香精華視為植物靈魂的濃縮，當我們使用精油時就像是在釋出植物的靈魂一樣。（從西方觀點來看的話，「元氣」對應到的是人體內的賀爾蒙、骨髓、性事相關的液體、各處的生長因子、免疫力以及生殖力的基礎。）

中醫主張使用精油時，精油會與元氣交互作用，進而影響那些已經被病原體損壞或負擔的構造或基因程序的疾病過程。有趣的是，上述這點與西方對某些精油抑制腫瘤增長的研究是完全吻合的（參見第 13 章）。

精油和衛氣及營氣間的交互作用

精油在人體的衛氣與營氣的層面上也有作用。精油與衛氣所產生的共鳴，可以加強個體面對不利的外在環境時的適應力，並透過精油對抗病毒、細菌以及真菌等病原體侵襲的效果彰顯出來。除此之外，精油還能幫助提振人體造血與新陳代謝的特性，並促進排除代謝後廢棄物與異質物的作用。

氣的三個層次

中國文化中的「氣」，在西方的語言裡沒有一個確切且相對應的名詞。在中文裡，對氣的瞭解其實就在氣這個字的裡面；例如健康的「康」字本身的意思就是「原始之氣」。對這方面有興趣的讀者，不妨試著用西方的語言解析氣的意義。

氣主要有三個層次：

衛氣：防禦之氣，屬外。
營氣：滋養之氣，屬內。
元氣：原始之氣，與生俱來者。

與氣的三個層次相關的病理學

衛氣（防衛之氣）：氣候、環境與生態等因素相關。
陰氣（滋養之氣）：飲食、情緒與生活習慣等因素相關。
元氣（原始之氣）：遺傳性疾病、缺陷與體質等因素相關。

精油的實用方法

在中國當地，精油通常是被添加在乳膏、乳霜裡外用，或在服用之前加到藥草製劑中以內服方式使用。這些應用方法主要是藉以滋養血液與內分泌系統的功能為目的。中醫裡另一種經典的精油應用方法，主要從元氣的觀點來做，是用精油「粘合傷口」，專門用來治療慢性以及長期癒合困難的潰瘍。

不同的哲學觀

如同我們所知道的，西方的醫學觀點著重在藥物分子的結構。無論是從傳統實驗室中合成、或是亞馬遜森林中未知的植物提煉出的物質，最終還必須完成測試成效的手續才算完工。在西藥的研究裡，藥物的分子與結構永遠都是首要目標，伴隨而來的其他生理作用不過是隨機出現的罷了。

傳統中醫的觀點很不一樣。中醫並不是那麼注重藥物中的分子成份，但是非常重視藥物帶來的生理效用，如同印度的傳統醫學阿輸吠陀（Ayurveda），也是仔細觀察與紀錄藥草植物與人體之間的互動關係，已經有非常久遠的歷史了。因此，中國傳統的醫療體系，早已知曉各種植物對人體的影響，並非透過分析植物本身含有的活性成份或是分子結構才獲得這些資料。如果用現代生物學的術語來形容的話，傳統中醫是從宏觀的角度來觀察整個植物有機體層面所帶出的療效特性。

中式醫學芳療的治療範圍

　　精油特別適合用來處理基因程序已被破壞的症狀。這類症狀包括現代常見的文明病如哮喘、神經性皮膚炎、纖維肌痛症、潰瘍性大腸炎、慢性疲勞症候群、系統性念珠菌感染以及系統性微生態失調等。近期的研究證實精油中的單萜烯與倍半萜烯分子具有抗癌作用。資深的針灸師發現把微量的精油塗抹在「井穴」相關的穴位上，對於上述的各種疑難雜症很有幫助。

精油與五行

　　根據五行理論替人選擇精油能增進個人對生態／環境／氣候因素的適應能力，進而減低使用抗生素的機率。從中醫的觀點來看，對抗病原體的免疫力能改善，不但是因為衛氣能流通無礙，也因為元氣共鳴強化了身體的本質。

五行與精油

木乘：洋甘菊、薰衣草、檸檬、穗甘松
木侮：胡蘿蔔籽、洋甘菊、玫瑰、岩蘭草
火乘：檸檬馬鞭草、甜馬鬱蘭、橙花、橙、纈草
火侮：乳香、鼠尾草、檀香
土乘：荳蔻、廣藿香、苦橙葉
土侮：葛縷子、芫荽
金乘：香茅、尤加利、香桃木、桉油樟
金侮：冷杉、沈香醇牛膝草、綠花白千層、松、沈香醇百里香
水乘：雪松、杜松
水侮：羅勒、快樂鼠尾草、天竺葵

精油之旅

亞洲地區植物與人類之間的交互作用

道教大師阮英俊（Jeffrey Yuen）從傳統中醫的角度出發，將其與芳香療法完美地結合在一起。從阮先生的用油指導最能辨別出精油的多方療效。以下是一些阮先生對於精油描述的一些範例，其中有些是承自前人大作《精確的芳香療法》（L'aromatherapie exactement）中所列的諸多精油重點特性。這份列表並不是要你用傳統中醫的方法運用精油，而是呈現另一種植物與人的交互作用成為人類生命中一個永遠存在的事實。以下這個列表中與每支精油並列的中文徵兆都是摘錄自阮英俊先生所著的《精油藥典》一書（Materia Medica of Essential Oils）。

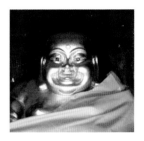

攝於泰國清邁的
雙龍寺佛像

蒔蘿　*Anethum graveolens*
化解黏液；促進膽汁分泌

⑴降肺氣，以舒緩咳嗽
⑵化滯（食物消化、膽汁分泌、泌乳）

歐白芷　*Angelica archangelica*
焦慮；腹部絞痛

⑴補肺氣與脾氣，提振食慾
⑵養血及安神
⑶使橫膈膜放鬆；祛痰濕
⑷調節肝臟對脾臟與胃的過度運作

羅馬洋甘菊　*Anthemis nobilis*
精神受到驚嚇

⑴調肝氣與肝火
⑵養肝血與潛風
⑶安神：易怒、焦躁不安、失眠

芹菜　*Apium graveolens*
瀉肝

⑴調肝以固營氣
⑵瀉濕及祛風勝濕痹（痹＝阻塞）
⑶祛火毒
⑷降胃氣（消除脹氣、打嗝、止吐）

龍艾　*Artemisia dracunculus*
解痙攣、抗病毒、舒緩經前症候群

⑴調胃氣（止吐、止嗝）
⑵通經

乳香　*Boswellia carterii*
抗憂鬱

⑴治焦慮與憂鬱情緒
⑵止胃潰瘍、纖維性乳房囊腫與纖維性腎臟囊腫
⑶消除腫脹；促進久久不癒的傷口癒合
⑷使橫膈膜放鬆，促進肺氣循環與深呼吸（氣喘與支氣管炎）
⑸活血及安神

依蘭　*Cananga odorata*
抗糖尿病、改善心跳過快、催情

(1)祛心熱、降高血壓
(2)安神（憤怒、挫折感、恐懼、忌妒）
(3)刺激腎精；改善陽痿

錫蘭肉桂 *Cinnamomum zeylanicum*
熱帶感染

(1)暖活身體的中焦與下焦以祛寒
(2)活血以通經
(3)強化命門（人體能量的核心，儲存著元氣）之火

岩玫瑰　*Cistus ladaniferus*
抗病毒、對抗猩紅熱及百日咳

(1)調節肝臟對脾臟過多的活動
(2)止血
(3)收斂

苦橙葉　*Citrus auranthium leaves*
改善神經衰弱與動脈高血壓

(1)調胸腔與上腹部的氣
(2)安神
(3)透過化濕來強化記憶力

桔　*Citrus reticula*
安撫過度激動的情緒

(1)強化脾臟的轉化能力
(2)降胃氣
(3)安神—失眠
(4)息內風：癲癇、痙攣

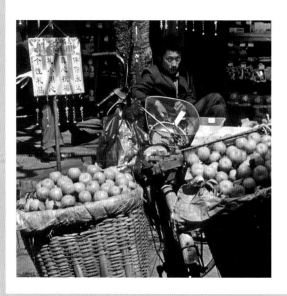

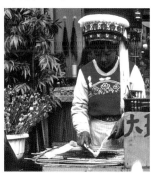

中國昆明的鳥與花卉市集。中國農曆新年將至，許多春節應景的物品有各自象徵的意義：橙代表的是財富，而橘代表好運。

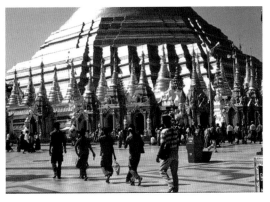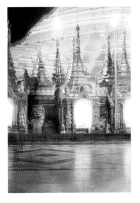

日落時分，當最後一道光芒照射在仰光大金寺的圓滑的金色屋頂上時，週遭的空氣便被一股神奇的魔力壟罩。在白天的豔陽下，佛塔綴著閃閃金光。它有時是沉靜與祥和的，有時又是喧鬧與色彩繽紛的。佛寺中的金龍是此國文化的精隨，一個總是能讓人醉心的夢幻國度－緬甸。

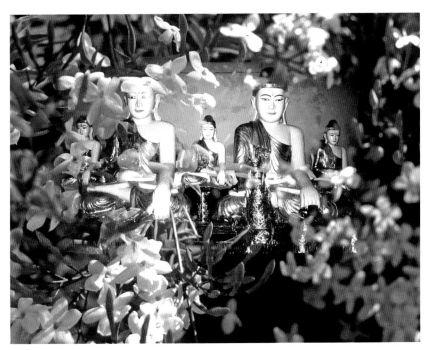

大花茉莉 *Jasminum grandiflorum*

甜橙　*Citrus sinensis*
焦慮

(1)解風熱與伴隨來的發燒、發冷與咳嗽
(2)清心火,改善心律不整、失眠、高血壓
(3)降胃氣以促進腸胃蠕動

沒藥　*Commiphora molmol*
抗病毒、抗發炎

(1)清肺熱與胃熱,改善帶著黃稠痰液的咳
　　嗽、牙齦腫脹、牙痛、甲狀腺亢進
(2)強化脾臟,改善脹氣與食慾不振
(3)活血,改善靜脈曲張與化瘀
(4)促進傷口癒合

芫荽　*Coriandrum sativum*
虛弱與關節相關不適

(1)解外寒與外濕
(2)化濕氣並祛痹
(3)補脾氣

絲柏　*Cupressus sempervirens*
消除淋巴、靜脈與前列腺等處的
阻塞狀況

(1)化濕和清肺熱
(2)收斂體液排放
(3)升脾氣,防脫垂
(4)透過捉拿肺氣來輔助腎臟

玫瑰草　*Cymbopogon martinii*
生殖泌尿道感染、抗病毒

(1)解風熱
(2)調肝氣和祛濕熱火毒

香茅　*Cymbopogon nardus*
關節炎

(1)清衛氣周圍的熱;祛穢氣

胡蘿蔔　*Daucus carota*
幫助肝臟與腎臟排除毒素;
改善甲狀腺失調與濕疹

(1)養肝血
(2)平衡肝臟對脾臟的過度作用

高地牛膝草 *Hyssopus decumbens*
抗病毒、神經衰弱

(1)清肺熱

土木香　*Inula graveolens*
高血壓、化解黏液

(1)清除慢性肺熱
(2)降氣以安撫相侮情形及祛痰

杜松　*Juniperus communis*
鎮痛

(1)祛風濕寒痹－阻塞
(2)瀉濕寒
(3)通經

檸檬馬鞭草　*Lippia citriodora*
抗發炎、鎮靜安撫、克隆氏症、
糖尿病、憂鬱症

(1)清肝和清心火－焦躁不安、焦慮、壓力
(2)調節肝臟對胃的過度作用造成的不適症狀，如噁心反胃感、嘔吐、腸絞痛、胃灼熱以及口臭等

山雞椒　*Litsea citrata*
神經衰弱

(1)補脾和補腎陽
(1)祛風濕痹－阻塞
(3)解風寒，與其背後的侮症
(4)針對下腹部活血健氣

馬鬱蘭 *Majorana hortensis*
調節副交感神經、關節炎、
關節相關問題

(1)降肝陽和清肝火
(2)解風熱和風濕熱痹－阻塞
(3)減緩咳嗽、百日咳、祛痰
(4)降胃氣以促進腸胃蠕動

德國洋甘菊　*Matricaria recutita*
疏通劑、皮膚濕疹

(1)調肝氣（特別是子宮部位）
(2)清肝火和息肝風
(3)協調肝臟，使肝臟正常作用於胃部與脾臟
(4)安神（魂，木之精神）

香桃木　*Myrtus communis*
前列腺疏通劑；甲狀腺機能低下

(1)清肺熱及上竅熱
(2)收斂氣漏與血漏（例如：汗液、流血與痔瘡）

穗甘松　*Nardostachys jatamansi*
牛皮癬

(1)清心火、心悸、激動不安、歇斯底里
(2)息肝風、頭痛、驚厥、面肌痙攣

羅勒　*Ocimum basilicum*
放鬆劑、降低交感神經型緊張

(1)疏通靜脈與前列腺、肝炎、關節炎、多發性硬化症、熱帶病毒感染
(2)降胃氣
(3)化滯（食物消化）
(4)補腎陽以瀉下焦濕

天竺葵　*Pelargonium asperum*
調節淋巴與靜脈、胰臟機能低下、
關節炎、焦慮、痔瘡

(1)養肝陰並建立腎心之間的溝通、安神
(2)調肝氣、經前症候群、纖維性乳房囊腫、黃疸
(3)降胃氣以促進食物消化
(4)收斂下焦處流動的體液與血液

黑雲杉　*Picea mariana*	⑴降肺氣至腎、咳嗽、濕疹
濕疹、前列腺炎、虛弱、	⑵溫腎陽
甲狀腺機能低下	⑶袪風寒痺（阻塞）
蘇格蘭松　*Pinus sylvestris*	⑴降肺氣至腎、咳嗽、哮鳴
虛弱、高血壓、糖尿病、子宮與	⑵溫腎陽以改善陽痿
卵巢阻塞、氣喘、關節炎、過敏	⑶化寒痰、袪風濕寒痺－阻塞
黑胡椒 *Piper nigrum*	⑴解肺部帶著寒痰的風寒
風濕、虛弱	⑵暖胃以袪寒
廣藿香　*Pogostemon cablin*	⑴解表和袪濕
靜脈調理劑	⑵調合中焦，改善嘔吐、噁心、嗜睡、痔瘡、靜脈曲張與腹瀉
	⑶化濕（水份滯留）
	⑷釋放被壓抑的情緒
鼠尾草　*Salvia officinalis*	⑴清胃火、退燒與出汗、喉嚨痛、牙痛、前額頭痛、口腔/牙齦潰瘍、鵝口瘡、口臭
生殖器皰疹、濕疣、	⑵養陰侮、閉經、更年期熱潮紅、焦慮、失眠、夜間盜汗、錯誤性趨力、經痛
人類乳突病毒（HPV）	⑶促進膽汁分泌（例如濕熱體質）
	⑷分解火毒與痰瘀、脂肪堆積、腫瘤
冬季香薄荷 *Satureja montana*	⑴補脾氣與其造血功能
低血壓	⑵驅腸蟲
	⑶化濕痰

芳香療法的生活風格

在美國加州的芳療師們，近年來開始推廣將芳香療法融入到日常生活之中，成為一種芳香療法的生活風格。在每日忙碌的都市生活中使用精油，不僅簡單方便還能幫助紓解壓力，並且可以取代過去常用的有毒家用化學物質。精油也特別值得在治療領域之外使用，因這能讓好奇的一般外行使用者輕鬆

上手，慢慢地產生對精油的興趣與感受，而不用掛心化學藥物帶來的那些擔憂。

太平洋芳香療法學院（The Pacific Institute of Aromatherapy, PIA）將自己定位為這項發展的重要一份子。我們一直都鼓勵自己或是一般使用者，每天以簡單卻有效的方式使用精油。的確，常常使用精油可以使我們重新接觸植物的次級代謝物，來彌補現代人太仰賴人工食品的後果。將那些原本與人類生命體有著親密關係的植物次級代謝物重新找回我們的生命中，會大幅改善個人的健康與生活。這樣能降低伺機生病的發生率（例如常使用精油的人會比不使用的人更不容易得到流感）。

或許更重要的是植物所製造的次級代謝物中，大部分都可以幫助平衡人體的自律神經系統。透過維持自律神經系統的平衡，芳香療法的生活風格其實能預防或延遲嚴重代謝或退化性疾病的發生（甚至是癌症），並且使個人能過著更健康與自在的生活。對於許多喜歡使用精油的人來說，嚴重疾病發生在他們身上的機率總是比別人少多了，如此簡單又令人愉悅的芳療式生活，何樂而不為呢？

認識芳香療法

觀察植物作用

能在乾燥環境、高海拔或是強烈日照下生長茂盛的植物，必須要自己研發一套防止水分蒸散的機制與環境抗衡。這類植物通常會把自己包得緊緊的，它們的精油就是用來完成這項任務的生化設計產物。在基於自然的傳統，人們好奇地觀察這樣的特性是否能轉移到人類身上，例如岩玫瑰（Cistus ladaniferus）精油被用來止血的作用。

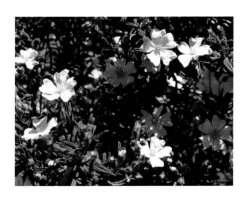

岩玫瑰（Cistus ladaniferus）茂密地生長在摩洛哥的阿特拉斯山脈林木線高度以上的地區。此地區終年強烈的日照，讓岩玫瑰學會了如何有效地保存自身的水份。

美國加州的莫妮卡·哈斯（Monika Haas）是太平洋芳香療法學院（PIA）的芳療師，她從法式芳療的基本概念出發，使植物的次級代謝物的廣泛作用更廣為人知，也更加深入地了解這些物質。而她自己也發展出一套特別的調配風格，她的配方並不特別著重在特定的症狀，而是靠著這些次級代謝物的多重特性，來處理複雜的健康問題。這套風格繼承了法式芳療的傳統，將精油充分

混合後可以用來處理範圍較廣的症狀，如過敏、發炎、失眠、受傷、酵母菌繁殖過剩、疼痛、緊張與焦慮等。

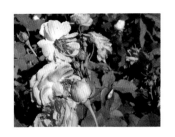

第 7 章
香氣的神秘面紗

如果你有兩枚銅錢，用一枚去買條麵包填飽你的胃，再用另一枚買
株風信子滋養你的靈魂吧。

～西班牙摩爾人諺語

　　一個人會把一半積蓄花在香氣上，反映出了一種在慣於將每樣東西都以
金錢價值來衡量的物質世界裡所找不到的生命觀。但是說真的，一朵花的香
氣或是一瓶陳年佳釀的香味究竟值多少錢？我們有足夠的證明植物曾經在人
類的情感與知識生活中佔有一席之地，而在如今的數位時代裡早已遍尋不著
了。舉例來說，即便是看上一眼老揚‧布呂赫爾（Jan Brueghel the elder;

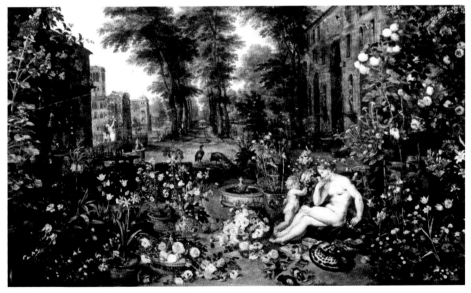

在「氣味」（El Olfato）這幅畫中，老揚‧布呂赫爾將大自然與生命描繪成一場雄偉、
愉悅的感官遊戲。他對五感的寓意畫成為每個象徵主義的愛好者為之著迷的研究主題。

1568-1625）所畫的「氣味（El Olfato）」一圖，就能確定我們對所珍愛的香氣的基本見解：滿園子開滿花朵的香氣和一座鮮活森林的氣味！

這幅獻給嗅覺的畫顯然並沒有成為藝術賞析的主角。開放卻又隱藏的象徵意義給予它令人著迷的深刻洞見，並且應該成為創作各種芳香複方的靈感來源。

接下來在璜娜茵內斯修女（Sor Juana Ines de la Cruz; 1651-1695）所寫的第 147 首十四行詩裡（摘錄自《黃金年代—西班牙文藝復興時期詩選》一書，伊蒂絲‧葛羅斯曼翻譯）我們也能看見人類與植物之間親密關係的實證。

噢，神聖的玫瑰，在那溫柔的優雅之下
在你芬芳的微妙裡，
紫色的光暈通往美好之境，
雪白的花瓣閃爍著無暇之美；
人體在你面前，
仿佛徒作高雅的典範，
大自然在那裡
已將喜樂的搖籃與憂傷的墳墓合而為一；
你華麗與放肆的態度多麼自大，
你藐視死亡要脅時多麼高傲，
然而在一陣狂喜與凋零之後，
你呈現著一個衰殘的身影；
於是，用你智慧的死亡與愚昧的一生，
活著時盡情欺哄，死去時卻教人頓悟！

香氣與進化論

從生物學的角度看來，一個人的香氣感知力以及對香氣的反應是有演化因素在其中的。植物氣味分子早已出現在生物演化的每一個階段，與受體系

統相互作用並啟動一連串生物事件。這個演化成份在我們對所熟悉的氣味作出反應時便能知其存在。我們對一座正開滿花朵的花園反應一定和對二手煙或白醋的反應不一樣。至於對氣味的生理反應會到何種程度卻是很難界定的，因為這其中反映著文化影響、感情反應，或天生傾向等因素。即便如此，在香水的心理學引領之下，這個領域應該已經累積了可觀的知識主體。

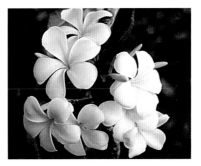

緬梔（frangipani）是以義大利法蘭吉帕尼侯爵（Marquies do Frangipani）命名的。直到今天，蔚藍海岸（Cote d'Azur）和維里埃拉（Riviera）的享受生活哲學就包括大快朵頤熱帶夏季花卉與水果的美味與香氣。許多最著名的花卉香氣依舊令人難以理解，因為它們並沒有像精油一樣被儲存在植物或花朵裡，而是持續不斷地透過植物的新陳代謝釋放著。真可謂是活生生的植物呼吸的氣息呢。

藥理學與香氣

在西方的觀點裡，與其他因素比較起來，氣味對情緒、感情與交配行為有著戲劇性的影響，這點是毋庸置疑的。然而卻從未有過系統性的嘗試將香氣用來改善病人的生理情況。在受歡迎的芳香療法裡卻有相當被廣為接受的香氣療效，例如橙花（Citrus aurantium flores）精油的抗焦慮作用。

然而香氣、感官知覺與其療癒價值，跟西方藥理學並沒有產生良好共鳴。儘管事實上已經有相關初階知識的研究報告試圖將香氣具體化，但以藥品開發為導向的藥理學根本不處理香氣。我對這些努力的成果有種諷刺的曲解，看著這些研究，不禁會有種「氣味其實對化約主義方法是種威脅」的感覺，因為氣味是無法量化的。我們是可以把一種氣味拿去做氣相層析，把所有成份都記錄下來。可是它的香氣質感要怎麼測量呢？我們可以形容「A 分子在開放式的氣味量表上顯示有五朵玫瑰和三隻臭鼬」嗎？所以要說氣味其實有受到某種程度的藐視，我們一點都不驚訝，它的確有搞砸藥理實驗的能力。

此外，氣味其實會阻撓雙盲研究。精油的強烈氣味一直都是個障礙，因為精油一定會有股味道，備品必須先處理過，把氣味蓋掉之後，才能觀察到

精油之旅

探索西班牙與香氣歷史

　　活在當下與享受美好事物一直是西班牙摩爾人的個性獨特之處。少數歷經時間考驗而保存下來的風土民情正可清楚表現這一點。在中世紀晚期，藉由（同時也「因為」）意識形態被蒙蔽的十字軍對抗異教徒的關係，豐富的摩爾文化遺跡就在集體意識下被驅除殆盡。但是，即便是當今的西方文化，受到摩爾、猶太與基督教文化，這些早在輝煌的安達魯斯時代（Al Andalus；阿拉伯人替伊伯利亞半島的摩爾文明區所起的名字，相當於今日西班牙境內的安達魯西亞地區）便已和平並存的文明優勢的影響，確實是既深遠而又不可分割的。

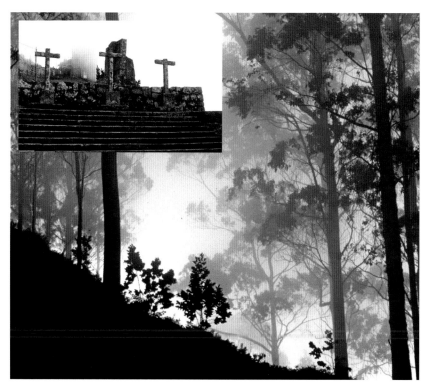

聖塔特克拉山（Monte Santa Tecla）的山坡上，尤加利樹成排佇立著。這裡在西元 3000 年前曾是凱爾特人（Celtic）定居之處，比當初凱爾特人匯集到愛爾蘭落腳早了 1000 多年。風笛是加利西亞（Galicia）與這個西班牙最北邊省份原住民最具特色的樂器，驕傲地宣告著加利西亞確實是「凱爾特之心（Corazon Celta）」。

探索著中世紀科多瓦（Cordoba）和安達魯斯文化對於感官享受的喜愛以及其針對香氣、香料和食物極為豐富的知識與技能很有可能會出現最意想不到的事。

安達魯西亞的東方樂趣 A to Z

　　杏仁（Almond）、蘆薈（Aloe）、沙梨（Ambra）、八角（Anise）、杏桃（Apricot）、香脂（Balsam）、月桂（Bay Laurel）、顛茄（Belladonna）、佛手柑（Bergamot）、長豆角（Carob）、芹菜（Celery）、肉桂（Cinnamon）、丁香（Clove）、北非小米（Couscous）、可可（Cocoa）、酸豆（Caper）、荳蔻（Cardamom）、桂皮（Cassia）、咖啡（Coffee）、小茴香（Cumin）、薑黃（Curcuma）、棗子（Date）、茄子（Eggplant）、無花果（Figs）、茴香（Fennel）、乳香（Frankincense）、印

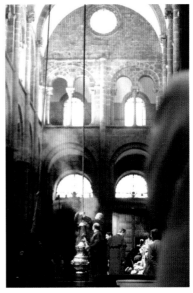

星野聖地牙哥（Santiago de Compostela）是基督教最知名的朝聖景點之一，那裡的一座教堂裡有個據稱是全世界最大的乳香香爐。

度香料（Garam Masala）、薑（Ginger）、葡萄（Grape）、蜂蜜（Honey）、茉莉（Jasmine）、檸檬（Lemon）、Lime（萊姆）、肉豆蔻皮（Mace）、馬鬱蘭（Marjoram）、杏仁糖膏（Marzipan）、甜瓜（Melon）、薄荷（Mint）、麝香（Musk）、沒藥（Myrrh）、肉豆蔻仁（Nutmeg）、橄欖（Olive）、橙（Orange）、野馬鬱蘭（Oregano）、胡椒（Pepper）、水蜜桃（Peach）、開心果（Pistachio）、石榴（Pomegranate）、榲桲（Quince）、葡萄乾（Raisins）、玫瑰（Rose）、迷迭香（Rosemary）、番紅花（Saffron）、檀香（Sandalwood）、芝麻（Sesame）、Tamarind（羅望子）、百里香（Thyme）、紫羅蘭（Violet）、葡萄酒（Wine）

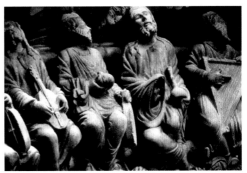

星野聖地牙哥主教座堂裡的榮耀之門（Portica de Gloria）上方的「音樂家們（Los Musicos）」。

精油之旅

多功能的柑橘類植物

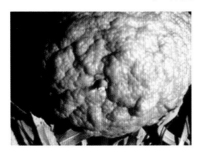

苦橙，或稱為塞維亞橙
（*Citrus aurantium*）

柑橘類植物是源自於東方中國、印度和東南亞地區的小型樹種，屬於芸香科家族。我們所說的橙（Orange）一字其實來自阿拉伯文 narandj，而且阿拉伯人不止將零這個數字帶進歐洲，還有橙樹。柑橘類植物所製造的產物和從它們的果皮、葉片和花瓣所取得的精油都能表明柑橘類植物與人類之間深切且有益的關係。苦橙（Seville orange，又稱塞維亞橙；Citrus aurantium）就是常被引用的最佳證明。

柑橘類可能是歐洲歷史上最早蒸餾的植物。阿拉伯人在十一世紀時為了生產香水而蒸餾塞維亞橙。直到今天它的花瓣所產的精油一直都是最珍貴的精油特產。普遍來說這種植物依舊沿襲著舊世界的習慣，例如長期土地規劃和穩定世代相傳的土地所有權。通常需要花上好幾年，塞維亞橙樹的果實和花瓣能被採收。這些圍繞在塞維亞周邊長出苦橙的柑橘樹已經佇立了平均 100 多年之久。

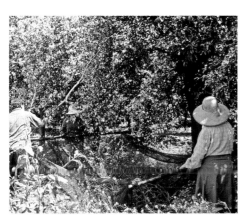
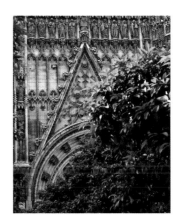

西班牙塞維亞的道路和公園裡到處都可見苦橙樹的身影。宏偉的塞維亞大教堂也是被許多排成正方形的苦橙樹所圍繞。每年的復活節期間，整座城市都在熱烈慶祝的時節，空氣中總是彌漫著濃郁的苦橙香氣做背景。

塞維亞橙的果皮就是用來製作知名且具獨特風味的英式橘子醬的原料，也會用來提煉苦橙皮精油。雖然苦橙精油通常被形容是鎮靜劑，但是在低劑量使用時，它也能變成溫和苦澀的滋補劑。

　　苦橙葉精油蒸餾自每年修剪下來的葉子和體型很小、剛成型的小果實（所以稱之為「petit（小）-grain（顆粒）」）。這支精油很受香水界的青睞（是古龍水配方中不可或缺的成份），在芳療界也同樣受歡迎。苦橙葉精油不具毒性，並且可以自由地使用在各種處理壓力及自律神經系統失衡的配方中。

冷壓法

　　來自柑橘果皮精油－透過冷壓萃取的方式獲得－與大部份其他透過蒸汽蒸餾法萃取的精油有著本質上的不同。蒸汽蒸餾法會使得通過蒸餾器材的分子大小受到限制，然而冷壓萃取則不會。因為這樣，具有光感性、分子較大的香豆素分子通常出現在柑橘類果皮的精油裡。在體表使用這些種類的精油之前必須考量到他們使否可能造成光感性的問題。

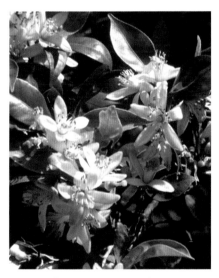
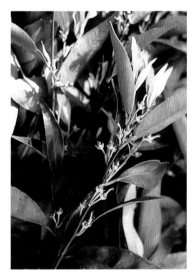

苦橙花（*Citrus aurantium*）精油的知名產區包括西班牙、突尼西亞和埃及。它表現出芳香療法的概念多樣性：橙花舒緩焦慮的能力直通我們的靈魂，而它回春的成份又能將我們的肉體與對美麗的追求結合為一。

香氣質感與五行之間的關聯

木：藥草調、木質調

火：花香調

土：香甜調、果香調、陳腐味

金：辛香調、強烈刺鼻味、樟腦味、
　　香脂調

水：發霉味、海洋調、鹹味

感官印象

東方和西方的思想都明白我們其實是透過感官在解讀自己所處在的世界。我們所信以為真的其實是我們所有的感官印象與我們如何處理並組織這些大量資訊最終總和的結果。

精油「真正的」藥理特性。

精油、感官與療癒

　　精油會引發感官印象，而最先首要的就是透過它們的香氣。然而，我們看見它們的顏色、感受到它們液態的質感，將它們塗抹在皮膚上時，會體驗到發熱或清涼的感覺。我們內服精油的時候會嚐到松節油爆炸層次的口感！我們在第 2 章已經看過，精油會透過調控蛋白質構象產生許多不同的生理療效。這也適用在感覺器官的訊號發佈媒介，被稱為「G蛋白」的分子上。舉例來說，當視網膜接收光線時所產生的印記會傳導到腦部。G 蛋白不止會傳達訊息；他們也會保存傳導過程所需的能量，以備不時之需。當精油與 G 蛋白的親脂部位交互作用時，他們能改變 G 蛋白傳遞資料到腦部的路徑和方法。當然這一定會造成某些影響。

感官知覺的療效

　　從中國人的角度來看，中國文化並不會輕視香氣，這種傳輸過程的戲劇性影響反而更容易明確地表達。強調其香氣層面的傳統精油運用法中包含「有害媒介的薰蒸法」，以及這些能打開細孔與開口（以協助排除作用）的運用法，同時也能喚醒意識並改變個人的世界觀。中藥以五行和風味與香氣質感之間並列的形式提供了試圖找出所選精油的香氣效用的指引。（欲了解五行理論請參考中醫相關書籍。）氣味質感與五行之間的聯結將顯示在側欄中。

　　阮英俊先生主張精油不只會引起感官印象，它們也會改變感覺器官本身運作的方式。這點也可透過明白感覺器官處於衛氣的範圍之內，並且知道精油與衛氣之間有著相關性等觀點來理解（參考第 6 章）。

這會引導出現代芳香療法中一個最根本的概念：透過改變感官印象被意識到及傳遞到腦部的方式，精油最終會改變我們所信以為真的東西。這表示精油可以改變我們看待世界的角度—它們可能改變我們的世界觀。這可能是真正療癒的最高境界。

芳療科學知多少

約翰・埃克爾斯（John Eccles）的現實結構

感官知覺建構著真實世界的概念並非神秘學，也不是無足輕重的傳說。這個想法在西方（和東方）科學及哲學傳統中是紮實成立的。針對這個主題，主要可供查考的就是埃克爾斯所著《腦的進化（The Evolution of the Brain）》一書。

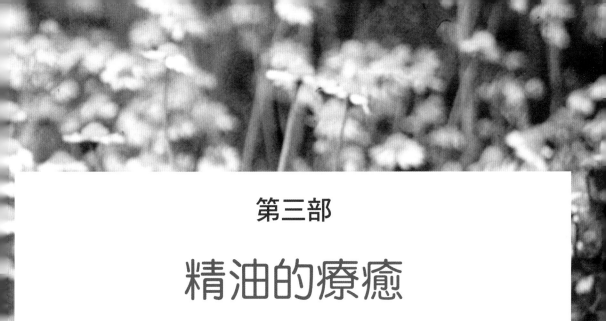

第三部

精油的療癒

療程策略與方案

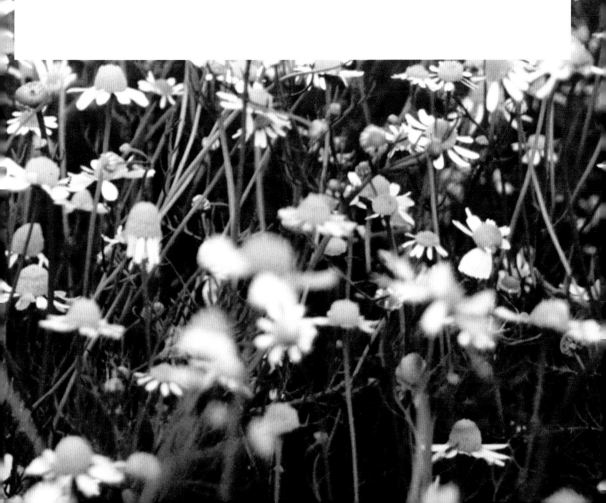

第 8 章

如何應用精油 —外用篇

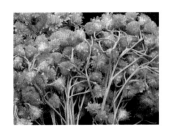

在一個不完整或專家至上的社會裡，完整的個體無法成為英雄，甚至無法被包容。

～馬蕭・麥克魯漢與哈利・帕克
（Marshall McLuhan & Harley Parker）
《穿越消失點：在詩與畫的空間》

　　購買精油是件簡單的事。買油通常是需要一股衝動的，我們可能是因為看了某些文章，上面提及自己有興趣的功效而購買，或是順著自己的鼻子，選擇了具有絕妙天然香氣的精油。但是當我們興沖沖地買回家後，仔細看了一下有關這款精油的文獻，很多人的頭上立刻浮現許多問號：到底該怎麼用這瓶精油呢？

　　我們提倡一種以隨性又帶著自然判斷力的態度來運用精油，而不是被主流醫學制約然後害自己用起精油來綁手綁腳地，把用油這件事弄得很複雜實在沒必要。按照三餐一天三回，餐前與餐後各一次的方式，是很多人頭一回想到如何使用精油時腦袋裡會浮現的流程。所以我們直覺反射是：比照吃藥那樣的方式用精油。

　　精油和藥品的使用方式是絕對不同的，因為精油的物理本質就和絕大部份水溶性及粉質的藥品不一樣。我們都知道精油具有多變、脂溶性及液態等物理特性，我們從邏輯上便知道應該根據這些特性來使用它們：將精油與同樣是脂質的植物油調製成按摩油、藥用軟膏或是平日的身體用油等。學習芳香療法最重要的一點就是，我們絕對有足夠的空間安心地去探索各種可能的

將精油塗抹在皮膚上是最簡單的使用方式。

使用方法。

一般使用精油的方式包括塗抹在皮膚表面、透過口服、吸入法或是製成栓劑等。而其中最有益處的使用方法，就是將精油稀釋於基底油中（見下文），混合均勻後塗抹在我們希望精油產生作用的部位，例如塗在想要改善不適的器官附近，或是在騎了一天腳踏車後，塗抹在痠痛的腿部肌肉上。此外，精油的液態及脂溶性的物理特性，代表著將其用在淋浴或是浸浴也相當適合。

市面上可以買到許多記載著調配和手作芳香療法製劑的書籍。我們在本書中想要給讀者一些能夠在家自己製作芳香護理藥方的簡單方針。本書中的配方符合一般情況使用，讀者可以把它們當作藍圖，之後依照不同的狀況做不同的調整。

此外，我們很榮幸能在此引述自然療法醫師潘・泰勒（Pam Taylor）在 2009 年於舊金山舉行的第七屆科學芳香療法會議上所發表的兩篇演講中的精華。在《精油臨床應用在自然療法中的實踐》的演講中，泰勒醫師公佈了一些基礎的精油配方和簡單的使用方法。這些雖然不見得是新的，但也正因為是出於執業的自然療法醫師之手，代表這些配方已經被使用過一段時間，對病患的作用良好、沒有出現問題才會被保留下來，對於剛接觸芳香療法的新手來說是初次練習的最佳

素材。此外，泰勒醫師的另一篇演講《使用精油處理化療所產生的副作用》中也有提及某些配方，稍後在第 13 章會另作詳述。

潘・泰勒醫師：精油的外用製品

雖然精油可以透過口服使用，但以外用與吸入的方式也一樣有效。這代表當患者的消化系統受到損害或是無法以口服方式使用精油時，透過外用與吸入的方式會是比較好的選擇。無法口服精油的患者大多為不太會口服的嬰兒或幼童、無法接受藥草製品口感的人，以及無法正常吞嚥的人。

精油很少以未稀釋的方式使用。它們與其他油類基質融合得最好，不過也可以稀釋於酒精、醋、金縷梅純露（witch hazel），或是乳霜、乳液或軟膏之中。有時甚至可以添加到水裡使用。上述這些可以用來稀釋精油的液體、乳霜或乳膏等物一律可用「基質」或「基底」來稱呼它們。

在製作皮膚用的精油配製品時（例如外用製品），在每盎司（約為 30ml）的基底油、乳霜、乳液、酒精、金縷梅純露（witch hazel）或醋中，添加 10 到 20 滴精油後攪拌均勻即可。蘋果醋是所有醋類中用來稀釋精油的最佳選擇，但如果手邊剛好沒有蘋果醋，也可以用穀物、米或是葡萄酒釀成的醋來替代。此外，在擰乾的濕毛巾（或小方巾）上滴上少許的精油，直接敷在不適的身體部位也是一個簡單又快速的方法，便

利之餘請注意不要讓毛巾上的精油碰觸到眼睛以及身體上的敏感區域。

　　適合用來調配精油的基底油有杏桃核仁油、甜杏仁油、紅花油、芝麻油、荷荷芭油以及淡橄欖油等。很少人會選擇蓖麻油，因為它的質地過於黏稠不易清理，但是蓖麻油具有良好的抗發炎與組織穿透力，所以調配時建議蓖麻油佔基底油中的 5%為佳，大約是每盎司（約為 30ml）添加 1/4 茶匙（約為1.5ml）。

　　此外，除非有特別情況，當我們遇到身體虛弱者或是幼小的嬰兒與孩童（七歲以下）時，精油的使用濃度建議從 1%開始：每一盎司（約為 30ml 或2 茶匙）的基底油中，最多添加 7 到 10 滴的精油。其他人則可以從 2%開始嘗試：每一盎司（約為 30ml）的基底油中添加 14 到 20 滴精油。使用精油有個簡單的重點，在自己熟悉某支精油或某個配方的作用之前，一律先從低劑量開始使用，等到習慣後再依照需要慢慢調高劑量。如果感覺配方太強的話，再加入基質降低精油的濃度。

建議配方

調製 2%用油的簡易配方

在一液體盎司（約為 30ml 或 2 大匙）的基底油、乳霜或其他基底中，加入：

薰衣草 4 滴

德國洋甘菊 3 滴

歐薄荷 2 滴

薑 2 滴

檸檬 1 滴

荳蔻 2 滴

　　將配方仔細攪拌均勻後塗抹在皮膚上，量剛好即可不須太厚重，雙手以打圈的方式輕柔地按摩肌膚直到初步吸收為止。配方抹在皮膚上之後，大約過一到一個半小時，其中大多數的精油就會被身體排除得差不多了，所以如果是處理比較持續或反覆發作的痼疾，使用者可以頻繁地重複塗抹。其他狀

況就按需要時再用就行了。

當我們要給幼小的嬰兒或孩童使用精油時，建議將調油塗抹在他們的雙腳、小腿以及背部就好，可以降低精油意外進入眼睛或嘴裡的危險性。如此一來，就算小朋友真的不小心舔到身上的精油，最糟狀況也只是嚐到苦苦的味道罷了。此外，即使是稀釋過的精油進到眼睛裡還是有可能稍微刺激，不過精油揮發掉之後應該就沒事了。

認識芳香療法

注意事項

有些精油的氣味較強勁，例如檸檬與歐薄荷精油，高濃度使用時具有刺激黏膜或皮膚的風險。因此調油時每盎司的基底油中，最好至多只加入 1 到 2 滴的檸檬或薄荷精油，即使配方中沒有其他種精油也建議比照辦理為佳。

面對比較虛弱或特殊的對象時，如長期臥床、被繃帶纏繞或是不方便褪下衣物的人，在無法接觸到對方的背部與腹部的狀況下，將調油塗抹在對方的雙手、手腕、足部與腳踝等處。雖然精油的速度會比前者稍微慢個一兩分鐘才抵達目的地，但是它們一樣可以順利地進入我們希望作用的身體部位中。

擦劑

擦劑通常具有提神與清新的特質，很適合用來處理肌肉痠痛，以及紓解發生在身體四肢或軀幹處的痙攣疼痛。將最多 10 滴的精油加入蘋果醋、金縷梅純露、玫瑰純露、橙花純露或是藥用酒精中。在每次使用之前均勻搖晃，然後塗抹在不適的部位。含有洋甘菊、薑、薰衣草、肉豆蔻與迷迭香等精油的擦劑適合用來處理肌肉痠痛與痙攣，還能幫助促進肌肉放鬆。含有歐薄荷與迷迭香的擦劑，能提振精神並消除緩解憂鬱情緒。

乳霜、乳液與浸油

乳霜、乳液和油類都具有舒緩與保濕的特性。可以在每盎司（約為 2 大匙或 30ml）的清爽型乳霜或乳液中，加入最多 10 滴的精油。無香的乳霜與乳液在藥局或是健康食品店都有在販售。選擇的時候以成份越簡單與越天然的為主，如果能購買到幾乎完全沒有添加的更好。少部分的人不喜歡乳液中帶

吸收作用（absorption）

從過去以來現在人們一直很好奇，精油透過皮膚被人體吸收的程度究竟有多少，來自各方的看法與意見各執己見。這個經常爭論到最後變得不太理性的辯論，我們在此就不再重複了。事實上到後來在實驗科學的測試下發現，即使受試者的鼻子全程都用曬衣夾夾住，所呼吸的空氣也是透過罩在鼻子上的漏斗，讓他呼吸時完全沒有精油存在的空氣精油塗抹在受試者的皮膚之後，的確會出現在該位受試者的血液裡。

更有趣的問題是，是否所有或近乎所有的精油成份都會被吸收，以及究竟吸收效果如何，到目前為止都還無法透過實驗科學得到答案。能夠讓人在同一時間測試人體是否吸收了上百種成份的嚴格實驗技術尚未能實現。

因此，用比較常理的觀點來看，我們目前只需要了解到精油成份可以透過皮膚被吸收到體內，有些吸收的速度很快，有些比較慢，而有些則可能只停留在表面，無法參與人體的循環。

有香氣，因為嗅覺這種事情是很主觀的，所以無論有香或無香，只要不是使用帶有人工香氣的產品即可。

自己製做浸油也很簡單，在每盎司的基底油中加入 10 滴的精油即可。最適合用來作為基底的是杏核桃油與甜杏仁油，手邊沒有這兩種油時可以拿橄欖油、芝麻油或紅花油替代。荷荷芭油其實是一種植物蠟，放置於室溫之下時會呈現液態狀，其結構與包覆人體全身的皮脂非常類似，本身幾乎沒有氣味且質地溫和，連敏感型肌膚的人都能安心使用。依據精油本身的特性與患者的身體耐受性，每盎司（約為 2 大匙或 30ml）的基底油中可以隨之調整加入 1 到 30 滴的精油。

調合好的浸油必須被保存在深色的玻璃瓶中，如果用的是一般透明的玻璃瓶，記得保存在陰涼處，如此可以延長按摩油的保存期限。這樣可以有效保留精油的效力大約幾個月的時間。除此之外，還要定期地檢查浸油的狀況，如果有產生酸敗的氣味或是呈現混濁的顏色，代表浸油可能已經變質或遭受微生物的汙染。這樣的浸油已經完全無法使用，只剩下丟棄一途。

精油與泡澡

泡澡前在浴缸中倒入兩杯（約 550ml）的瀉鹽與 8 到 10 滴的精油，便能馬上享受既舒適又能療癒身心的精油浴。瀉鹽中含有鎂，是天然的抗憂鬱與肌肉放鬆劑，泡上至少 20 分鐘就能獲得最佳的放鬆效果。瀉鹽中的硫酸鹽分子還能促進強化肝臟的解毒機制。乾性膚質的人在進行精油浴時，建議可以

省略倒入瀉鹽的步驟，或是在泡完澡後用蓮蓬頭沖乾淨。

　　泡完精油浴後將身上的多餘的水份以拍按的方式拍乾，這時皮膚表面還是有點潮潮的，用清爽的植物油或潤膚霜來幫助肌膚將剛才泡澡時吸收的水份保存下來。此外，進行精油浴時不要添加沐浴油，因為水中的油脂會將皮膚覆蓋起來，反而抑制皮膚吸收瀉鹽或精油的成份。除了促進解毒與放鬆，瀉鹽還可以幫助調節心律不整，協助支氣管擴張以降低氣喘發作的頻率與嚴重程度，舒緩關節炎與纖維性肌肉痛帶來的疼痛，紓解運動後的肌肉痠痛，而且還能改善與帶狀皰疹相關的極度不適症狀。

　　如果個人沒辦法使用浴缸時時，可以考慮用裹敷（sheet wrap）的方式：在兩加侖（約 7.6L）溫度適中的熱水裡，倒入兩杯（約 550ml）的瀉鹽與適量的精油。先在療程床上鋪好塑膠布以防床面浸溼，再將大塊的敷布放入水中浸濕後擰乾，用敷布將患者從肩膀到腳仔細包覆後，再用羊毛毯或海綿植絨毯（Vellux）蓋在患者的身上以維持溫度，讓患者靜靜地躺在床上 20 分鐘或是稍微出汗為止。請記得在患者的膝蓋下方墊一下枕頭或卷過的毛巾，這樣能減輕背部的負擔。療程結束後將患者身上的毛巾與敷布移除，用沾過溫涼水的海綿，將身上的汗水與瀉鹽擦掉。輕輕拍乾皮膚後為患者蓋上新的乾淨大毛巾和毯子，讓他們在療程室再多休息至少 20 分鐘。

精油與淋浴

　　一邊淋浴一邊使用精油，是一種帶有效果、令人愉悅又無需費力的使用方式。而這樣的方式用量會比較大，每次使用大約 5 到 20 滴的精油。如果自己是芳香療法的新手，或是不清楚身體對特定精油的耐受性，請依循之前提過的原則，一切都先從少量開始再慢慢遞增，直到非常清楚該精油的效用與自己身心的反應後，就可以隨心所欲地在淋浴時盡情使用喜愛的精油。

　　淋浴時用油是再也簡單不過的步驟了，事實上在這樣隨性的情況下使用精油對自身的健康有很大的益處，因為這些精油會運用許多次級代謝物一齊作用的功效，來維持體內免疫機制的反應機靈和預防許多症狀的發生。許多

莫妮卡‧哈斯（Monika Haas）

莫妮卡‧哈斯是預防芳香療法學（Preventive Aromatherapy）的主要提倡者。由於精油的諸多生理作用，當我們在日常生活中使用時，它們可以強而有效地幫助人類預防疾病，例如：啟動人體的解毒機制、緩和發炎情形、以及協助平衡我們的自主神經系統等。莫妮卡‧哈斯大大拓寬了芳香療法的應用範圍，還更進一步地研究與推廣各種精油的配方，不僅氣味上非常宜人還帶有一定的效用，適合在日常生活中使用，豐富了我們的生活也間接地維持了人體的健康。以下舉兩個例子，在淋浴時適合搭配可以提振人體免疫機制的精油配方，而刷完牙後順道使用精油製成的漱口水，更能強化口腔的衛生。

常見的精油都可以在淋浴的時候使用，或是點在皮膚表面使用。

我們建議使用那些可以不經稀釋，不用先與植物油混合就能安全應用的精油。在濕潤的皮膚上直接塗抹純精油，在沒有基底油的油脂成份參與下，會產生一種微微電流閃過的感覺，而且還會很有效果。這些精油也能立刻被皮膚吸收。許多精油會帶來微微的針刺感，不過這種感覺在沖澡與擦乾身體後都會隨之消退。

在淋浴間使用精油的方式是，沖水沖到一半的時候把水暫時停掉，然後將精油分散地滴在仍濕的皮膚上。很顯然地，精油不會和皮膚上的水份混合在一起。這樣的狀況反而是好的。由於精油會被水分子抗拒，如此一來精油能被同樣是親脂性的皮膚吸收的機率就更高了。此外，水的延展性也可以幫助我們把精油散佈全身皮膚（如果想要這麼做的話），使我們身上的任何一吋皮膚都可以用來吸收精油。

如果自己從來沒有嘗試過在淋浴時加入精油，第一次進行時可以先只用兩滴精油，從膝蓋的後方各滴一滴喜歡的精油，然後以朝上的方向將精油塗抹在潮濕的皮膚上再觀察看看。直到能清楚地了解到身體對該精油不會產生不良反應，而且自己已經慢慢地增加精油的使用量，才能百分之百照著以下指示的劑量為自己進行帶有精油的淋浴。先從腳部開始：在腳背和腳掌心各滴上一滴精油，接著持續往上做，在膝下的小腿前側邊上滴上一滴，均勻地抹開在小腿前側和小腿肚上，然後在兩邊腹股溝的淋巴結處各滴上一滴。之後在腹部的太陽神經叢與肝臟上方滴上一到兩滴；整個胸腔與腹部區域滴上二到五滴；位於腋下的淋巴結處滴上一到兩滴；最後在喉嚨的部位也滴上一

到兩滴即可。如果你喜歡這種接觸精油的感覺的話，也可以快快地順勢滑上臉部，不需要額外再加一滴在臉上，用剛剛塗抹身體時殘留在雙手的精油，迅速抹一抹臉即可。

淋浴用的精油，選擇上以作用溫和、氣味宜人的為佳，讓整個過程比較像是一種好玩的體驗，而非嚴肅的治療經驗（稍後會在欄位中一一列出適合在淋浴時使用的精油）。這樣的精油使用方式，可以讓人在清晨淋浴時接受植物的洗禮，讓我們更有活力與精神迎接一天的開始，而且還能感受到精油不同層次的質感（請參照第 5 章的「薰衣草的純正度」單元）。

對於這方面的新手來說，剛開始嘗試精油淋浴時的最佳良伴是薰衣草精油。由於薰衣草的屬性非常溫和，可以讓使用者從初體驗到後面自由應用的過程中無需擔心刺激或使肌膚過敏的反應。等到自己熟悉不同的精油，並且熟悉這種使用方法後，我們就會發展出一套屬於自己的淋浴用油清單，知道該怎麼用油了。

刺激性測試

「適合淋浴時使用的精油」中所列出的各種精油，都是屬性作用比較溫和的。其中有些精油在使用過程中會有一些刺刺的感覺，但通常不至於引發過敏或嚴重的皮膚刺激，因此還是可以隨興地在淋浴中使用。

儘管如此，任何人都有可能對任何東西產生敏感反應。最保險的作法是每次在使用新的精油或配方之前，先進行過敏或刺激測試，即便是之前使用過的配方，再次調配的時候也要測試。將一滴或兩滴精油塗抹在在手上或靠進手肘內側，然後觀察看看皮膚是否有產生任何刺激不適反應。沒有的話才能進一步地使用精油，並且慢慢依照個人需求在淋浴中增加精油滴數。

適合淋浴時使用的精油

以下關於適合在淋浴時使用的精油建議僅限於質地純正（authentic）的精油。它們應該能夠讓人感到清新愉快並且性質溫和，可以未經稀釋就直接滴在皮膚上使用。

月桂（***Bay Laurel***）：淋巴與一般生理機制的調理滋補劑；長期（連續使用達七天以上）或過量使用時可能會引發敏感反應。

黑雲杉（***Black Spruce***）：調節腎上腺機能；塗抹在下半背部會得到最佳的效果。

非洲岬角甘菊（***Cape Chamomile***）：紓解壓力；帶有清新乾淨的香氣、鎮靜與幾乎無刺激性的特質，可以盡情使用。

荳蔻（***Cardamom***）：預防肌肉痛性痙攣；完全無刺激性。

快樂鼠尾草（***Clary Sage***）：放鬆、滋養；低刺激性。

芫荽籽（***Coriander Seed***）：調節滋補；上等芫荽籽精油的成份相當複雜而且香氣宜人。

絲柏（***Cypress***）：紓通劑。

道格拉斯杉（***Douglas Fir***）：調節滋補；不同批的針葉類精油可能帶有刺激性。

澳洲尤加利（***Eucalyptus radiata***）：對肌膚的作用溫和，具有強力的抗病毒特性。

天竺葵（***Geranium***）：滋養；市面上有很多不同品質的天竺葵精油，其中某些種類的天竺葵可能比其他種類給皮膚帶來更明顯的針刺感。

高地牛膝草（***Hyssop decumbens***）：調節神經系統、預防感染、緩和呼吸、無刺激性。

醒目薰衣草（***Lavandin***）：平衡與淨化；對某些人可能提振作用較強；市面上不同品質的精油可能會帶給肌膚不同程度的針刺感。

薰衣草（***Lavender***）：放鬆與淨化。

蜂香薄荷（***Monarda***）：散發能量的調理作用及強力的情緒提升作用；它所帶來的針刺感可能對某些膚質的人來說比較強烈，建議稀釋於醒目薰衣草精油中合併使用。

綠花白千層（***MQV; Melaleuca quinquenervia***）：增進活力──多重標靶和

多種成份—這支精油的特性用淋浴法體驗時效果最佳。

香桃木（*Myrtle*）：調理肺臟與甲狀腺；對皮膚是最溫和的精油。

玫瑰草（*Palmarosa*）：免疫系統提振劑；此精油的質地較為黏稠，對某些人來說作用可能會比較強烈。

苦橙葉（*Petitgrain*）：紓解壓力；市面上雖然可以買到各種品質的苦橙葉精油，但是上等的苦橙葉精油對皮膚完全不具刺激性。

松（*Pine*）：腎上線與一般生理機制的調理劑；純正的松類精油是幾乎不具刺激性，但是市面上販售著許多種類的松精油，使用前最好先進行皮膚測試。

羅文莎葉（*Ravintsara*）：免疫系統提振劑、調節神經系統；完全不帶有刺激性。

玫瑰（*Rose*）：神經系統調理劑；對於某些特定膚質的人，使用時可能會帶有針刺或搔抓感。

馬鞭酮迷迭香（*Rosemary verbenone*）：化解黏液；無刺激性。

小葉鼠尾草（*Sage petit feuilles*）：強化機能；無刺激性。

穗花薰衣草（*Spike Lavender*）：免疫系統提振劑、調理心臟功能；質地純正的穗花薰衣草精油對皮膚是沒有刺激性的。

茶樹（*Tea Tree*）：淨化；應該不會造成皮膚刺激性，但最好還是留意皮膚反應。

沈香醇百里香（*Thyme linalool*）：預防念珠菌感染；使用時會帶有些微的肌膚針刺感。

側柏醇百里香（*Thyme thyuanol*）：淨化、免疫系統提振劑；某些人使用後可能會感到皮膚產生熱熱的感覺，但基本上屬低刺激性的精油。

隨性地選擇用油

其實正是精油簡單的特質，使得隨性使用的方法非常適合運用在日常生活上以預防疾病和維持免疫機能正常。這些精油是如此有親和力，不需要特

別搬出長年的芳療經驗與知識，即使是一般大眾也能運用自如，享受精油帶來的快樂與療效。為自己挑選淋浴用的精油時，不用一定得針對什麼症狀用油，只要看看自己現在手邊有哪些精油可用，隨意選擇當下最中意的就可以了。

某些精油用於淋浴時的特性

以下舉了幾支精油當例子，更詳細地說明一下淋浴時搭配這些精油，會有哪些作用與需要注意的地方。

抗病毒專家玫瑰草

直接使用玫瑰草精油淋浴時會感到一股強烈的針刺感，會給身體與心靈留下一個深刻的印象。即使玫瑰草本質上是屬於作用溫和的精油，對有些人來說可能還是太強，所以建議先把玫瑰草用薰衣草之類屬性非常溫和的精油稀釋過為佳。

提供良好免疫系統支援的綠花白千層

當家中有人已經在打噴嚏或是得了流感時，綠花白千層能幫助我們免於被他人傳染的危機。在淋浴期間使用綠花白千層精油時，它會散發出非常有趣的香氣層次與幅度，從一開始單萜烯分子的刺鼻氣味到不是那麼熟悉的倍半萜烯香調。這支精油為心胸開闊的人提供了一個趣味十足的學習機會。隨著我們對這支精油的益處了解越來越深，原本這支精油裡我們覺得怪異的香調會變得越來越討喜。於是就這樣，我們對精油的直覺力就被開啟了。

推動淋巴的月桂

外用月桂精油可以有效地促進人體的淋巴流動。使用月桂進行淋浴後的感覺很難形容。只能說月桂精油用在淋浴的感覺是一種溫和的刺激，剛好讓我們學習到對於植物次級代謝物的一種自然反應：它就是這麼容易使用。比方說，有的時候你會不知為何地非常想在沐浴時使用月桂精油，但有時候卻

又會壓根兒忘記這支精油的存在。雖然保持每日使用精油的習慣很好，但是偶爾忘了使用也無彷，更不需要自我懲罰地逼自己一定要定時定量地使用某些精油。因為當自己對特定精油不再如此渴求的時候，通常是身體處於滿足的狀態，暫時不需要該支精油的訊號。

如此間接性的用油方式顯然比按表操課的方式更適合免疫系統。此外，針對月桂精油，如果過度使用—每日不間斷地使用一到兩個禮拜以上，反而會容易引發對月桂精油的特定敏感反應，原先對月桂可能沒有什麼特殊反應，可是突然間會開始出現輕微刺癢的狀況。

輕拍與揉擦：純精油的外用方法

如同在淋浴時直接使用純精油一樣，在皮膚上輕拍和揉擦精油之前一樣要進行皮膚測試。或許有些人會覺得皮膚測試很麻煩，但是這道手續可以讓我們更能掌握自己的皮膚對各種精油的反應和耐受度，使我們在真正需要時更能心無旁鶩地安心使用精油。當我們直接使用未經稀釋的純精油時，雖然尚未對此進行過相關科學實驗，但真正的好處是我們每次使用精油時都會累積由裏到外的真實經歷與感受。不過當然，只有純正的精油才能直接使用在皮膚上，不造成擾人的刺激不適。

當我們在自己的皮膚上測試不同精油時，其實也正在建立著不同層次的用油經驗。我們會建立起一個挺可靠的直覺面，引導並告訴我們薰衣草與桉油樟精油用在皮膚上是很溫和又容易上手的。同樣地我們也知道冬季香薄荷精油會令皮膚上已有的紅腫部位發炎更嚴重，也會懂得在嘗試不同品種的針葉與柑橘類精油時要特別小心謹慎。最後一點但同等重要的是，在我們累積許多用油的經驗和結果後，我們對於不同精油廠商的相對品質會有比較清楚的了解，因為有些供應商一直都是提供純正品質的精油，而其他的可能提供的是標準化過的東西。當這些精油一用到我們的皮膚上時，它們之間的差異就顯而易見了。

輕拍

　　輕拍的使用方式和效果，以發生在臉部的疱疹來解釋是最適合的了。處理疱疹方式非常簡單，只要直接在患部輕輕塗上未稀釋的單方精油或複方精油即可。無論是用棉花棒或是手指頭將一滴精油塗在患處即可，療程一開始使用的頻率可以高一點（頭一天可以用上 5 到 10 次也沒關係）。口腔內的疱疹也可以這麼做，這種情況其實用高地牛膝草（Hyssop decumbens）精油會很有幫助，因為它在嘴裏的口感與感覺會比其他精油在口腔中帶來的濃郁松香水味好多了。雖然這些松香水味不會產生什麼負面作用，但還是需要一點時間去習慣和接受，頂多還是會有吐吐舌頭、輕皺眉頭或是聳聳肩頭等反應。

大面積的揉擦

　　我們都知道流行性感冒的病毒，主要在鼻子、喉嚨的組織中繁殖，但也可能會深入到肺部組織，因此法式芳療的專家們建議以大量精油在胸部區域外用。這樣做的目的是維持身體（特別是血液中精油的濃度越高越好，好趁流感病毒在移動到下一個目標細胞之前就被去活化。這樣的做法雖然目前還沒有科學性的證據，顯示血液中的精油濃度是否是影響到病毒在體內繁殖的活動，但它就是有非常明顯的效果。

　　法式芳療處理流行性感冒的傳統作法是：每次將大約 2ml（或差不多 40 到 50 滴）的精油揉擦在身體軀幹上，一天進行五次。適合用來治療流行性感冒的精油包括澳洲尤加利（Eucalyptus radiata）、薄荷尤加利（Eucalyptus dives）、穗花薰衣草（Spike Lavender）以及側柏醇百里香（Thymus thuyanol）。療程之外如果能經常搭配精油吸入法效果會更佳，當病情惡化或產生發燒等症狀時，可能就要進一步考慮以栓劑的方式使用精油。

局部使用未經稀釋的精油

　　屬性溫和的精油非常適合直接用在局部的皮膚問題上，同時也能為系統性的問題帶來生理影響與作用。

歐白芷根（**Angelica Root**）：在睡前於腹部的太陽神經叢處拍上三滴，可以有效幫助入睡；這支精油具有光敏性，請勿將塗抹過精油的皮膚曝曬於陽光之下。

月桂（**Bay Laurel**）：可以在淋巴結處滴上幾滴月桂精油幫助疏通。

認識芳香療法

高劑量的注意事項

在使用高劑量的精油之前，必須已經一步步累積用油經驗，而且循序漸進地提升濃度，如此才能知道自己的身體對該單方精油或複方的耐受度，以降低使用精油的潛藏危險性。

德國洋甘菊（**German Chamomile**）：可以直接拍在皮膚發炎的位置以獲得快速效果；已經稀釋的德國洋甘菊精油也一樣有效。

羅馬洋甘菊（**Roman Chamomile**）：建議輕拍於太陽神經叢、頸部與肩膀的肌肉處。

永久花（**Everlasting**）：稀釋後功效仍然非常強大的一支精油，但未稀釋時適合用來處理緊急狀況、切割傷、運動傷害以及其他損傷；開放型傷口建議以未稀釋的永久花精油來治療為佳，因為可以避免傷口接觸到油脂而引發併發症，反而使傷口的狀況變得更難處理。

土木香（**Inula graveolens**）：在心臟的周圍輕拍上一滴或兩滴已稀釋或未稀釋的土木香精油，可以幫助紓緩胸腔的壓迫感並使呼吸變得順暢。

薰衣草（**Lavender**）：適合用來處理蚊蟲叮咬，或是輕拍在頸部以幫助放鬆。

卡塔菲木（**Katrafay**）：紓解肌肉疼痛。

阿密茴（**Khella**）：在感到喉頭緊縮有點反胃感時，可以在太陽神經叢與胸骨之間輕拍上一滴精油來紓緩不適的狀況。稀釋過的阿密茴精油也同樣，甚至更為有效。

橙花（**Neroli**）：感到焦慮時將一滴橙花精油輕拍在任何部位（譬如胸骨處），能有效舒緩焦慮情緒。

歐薄荷（**Peppermint**）：輕拍在鈍傷部位，搭配冰塊一同使用效果更好，

能預防患部腫脹。

玫瑰（*Rose*）：輕拍於太陽穴或是手腕內側，適合當香水使用。

側柏（*Thuja*）：可以用來輕拍在疣上面，使用時盡量不要讓精油接觸到健康的皮膚。

側柏醇百里香（*Thyme thuyanol*）：無特殊禁忌，皮膚上的任一處皆可使用。

貞潔樹（*Vitex*）：在手腕內側或是太陽穴處塗抹一滴精油，可以幫助平衡人體的賀爾蒙。

依蘭（*Ylang-Ylang*）：在心臟部位上輕拍上一到兩滴精油，可以幫助放鬆與鎮靜下來。

濃度的藝術：基底油的使用方法

直接使用未經稀釋的精油最大的好處在於其方便性。坊間有傳言說未稀釋精油的功效要比已稀釋的精油強大，這樣的想法大致上是錯誤的，從經驗上來看，其實稀釋過的精油，功效通常比未經稀釋的精油意外地更好。為什麼呢？我們可以從化學分子的角度來看：某些精油分子當身處在高濃度狀態下，它們會重新排列成活性較低的形式。這些分子一看到周遭太多自己的同類就會卷曲起來。所以一旦將純精油稀釋到基底油或其他基質之中，就像幫精油的分子搬了個更大更寬的新家，因此分子們可以更活潑地展露自己的原本的活性。而這個透過稀釋而增進功效的現象只會出現在品質優良的純正精油身上。

雖然使用未經稀釋的精油非常方便，只需打開瓶蓋滴個幾滴出來即可，但是在某些狀況下還是使用稀釋在基底油（如芝麻油、榛果油或甜杏仁油）中的精油會比較好，詳細作法請參考之前所提過，潘·泰勒醫師的「調製 2% 用油的簡易配方」。在正式的療程中，通常需要使用精油一段較長的時期。所以最好能準備好一瓶用基底油稀釋好的精油配方在身邊比較方便。

其他稀釋媒介

濕疹是一個很講究稀釋濃度的症狀。但是遇到濕疹時通常不能使用含有油脂的物質來當基底，因為那油膩膩的感覺對濕疹患者是很不舒服的。顯然針對溼疹的治療，用精油加上非油性基質比較好。這時候可以選擇水性壓克力凝膠做為稀釋精油的材料，雖然水性壓克力凝膠是人工合成的產品，但是它們一樣可以扮演好精油與人體之間的有效媒介。如果只是照本宣科地堅持使用純天然的油性基質，反而無法幫助濕疹的患者，最糟糕的狀況可能會使患者無法繼續進行療程，弄巧成拙了。

除了水性壓克力凝膠之外，還有其他的方法可以幫助濕疹患者避開油性的基質，例如將精油稀釋於蘆薈凝膠之中。還有一種選擇是可以將一滴未稀釋的經由滴在純露上，例如常見的純露如香桃木、薰衣草與永久花純露等，幫助改善濕疹患者的不適狀況。

第9章
如何應用精油
——內服篇

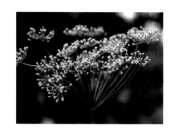

人民的食糧決定了國家的技術水準。

〜布利耶特・薩法朗（Brillat-Savarin）

外用與內服的比較

內服精油在芳療界一直以來是個倍受爭議的話題。我們再次從常理的角度輕鬆地來看看這其中的一些癥結點。先不管傳統的假設，精油外用時是非常有效的，因為它們會穿透皮膚表面的皮脂被人體吸收，甚至是進到血液中參與整體的循環，然後最終到達肝臟被人體代謝掉。

但是透過口服攝入的精油，會比外用的精油更快到達肝臟，也更快地被人體代謝與排除。因此，唯有代謝過程中所產生的中間物能提供服用者期望的治療效果，並且在安全範圍中不會對人體產生危害時，口服精油才是真正對人有益的使用方式。

簡單的口服方式

在芳療圈中，關於口服精油的安全性與整體效用的討論一直都沒有退燒過；這其中主要是來自各種不同流派的組織或團體來來回回所提出的膚淺論點。很顯然地，那些製造和經銷摻混精油的廠商，因為心知肚明自家的產品確實添加了天然或人工合成物，所以總是站在警告和反對口服精油的那方。然而，偶爾口服一滴精油並不需要過度緊張。口服精油在芳療界行之有年，

並且仰賴前人多年的經驗，我們現在對於許多精油的毒性多少都已經有些瞭解。

常理的推斷能幫助我們釐清口服精油的問題。儘管有些精油並不適合口服（請參照第5章「芳香療法的安全性」），但是這時候會浮現一個問題：拿檸檬精油當個例子，我們會因為市面上的摻混品太多，可能會誤食其中有害的化學成份，或是因為有人說精油中的酮類成份會危害到人體，就不該口服純正的檸檬精油嗎？換句話說，將口服精油這個主題限制到只探討可以或不可以口服，反而是模糊了焦點。

事實上口服精油這方面有兩個主要重點。第一是要知道哪些精油真的可以口服，第二則是要了解口服該精油的效用在哪。你可以在側欄中找到適合加在飲水中口服的精油清單，以及該精油對人體的益處。而如同之前提過的，精油對個人的益處建立在先前逐漸體驗累積的經驗之上，包括使用陌生精油前最好先經過皮膚測試，而且一律從最低劑量開始慢慢遞增等等。當遇到可能需要口服精油的情形時，這些過去累積的經驗都會是非常有價值的參考基準。因為我們的身體長時間下來也對精油熟悉了，這時候就不需要為口服精油的概念而掙扎。

如何口服精油

對於想以口服方式使用精油的人來說，實際的口服操作技巧其實是因人而異的。很多人喜歡將精油直接滴在小茶匙上，然後直接舔掉或吸下去，不過這種做法卻無法發揮口服精油的最佳療效。因為這樣直接攝入精油的方式，其中大部分的精油會被口腔與咽喉，或是食道的黏膜吸收，因此可能延遲精油分子被肝臟吸收的效率。

口服精油的最佳方式，是將一滴精油滴在一杯水裡。許多精油都會在水面上形成一層很薄的油膜。接著快速攪拌這杯水，雖然精油無法完全溶解，

但是至少使原本浮在水面上的精油，被打散在整杯水中後再喝下去，精油便會跟著水經過胃部再進入小腸等區域。另一種方法是將精油滴入一茶匙的蜂蜜中，稍做攪拌後直接食用或是加到水杯中後喝下，精油一樣可以順利地到達小腸部位。

在法式芳療的文獻中有許多關於口服精油的參考文章。他們建議的口服流程是先把精油與基底油混合均勻後，注入恰恰剛好的分量到可耐胃酸的食用膠囊中。不過這種方式顯然會令一般使用者感到怯步。

適合搭配日常飲水口服的精油

使用劑量：一般來說一滴精油兌上一杯開水的量已十分足夠，不過有時候調皮的精油難免從精油瓶中跑出來不止一滴，原則上這還是屬於可以接受的範圍內，不需要特地再多準備一杯開水。

> **大茴香籽（*Anise Seed*）**：在方糖上滴一到三滴的精油，再丟入水杯中攪拌均勻即可飲用。可幫助穩定心跳與呼吸的頻率。
>
> **月桂（*Bay Laurel*）**：一滴精油兌一杯水。具有提振與抗感染的效果。
>
> **荳蔻（*Cardamom*）**：一滴精油兌一杯水。可以幫助消化以及安撫低落的情緒。
>
> **胡蘿蔔籽（*Carrot Seed*）**：一到三滴精油兌一杯水，偶爾飲用或是納入保肝療程的一部份規律飲用。
>
> **芹菜籽（*Celery Seed*）**：一滴精油兌一杯水，一日飲用一至兩次，連續三天為一個療程。可以幫助腎臟排毒。
>
> **德國洋甘菊（*German Chamomile*）**：作用溫和，使用上沒有特別限制滴數。可以用來安撫腸胃以及改善慢性阻塞性肺部疾病（COPD）。
>
> **肉桂皮（*Cinnamon Bark*）**：滴一滴在一顆方糖上服用，每兩個小時服用一次，可以用來治療急性熱帶傳染病。
>
> **芫荽籽（*Coriander Seed*）**：具有驅風與調理腸胃的功效。
>
> **絲柏（*Cypress*）**：舒緩緊張引起的咳嗽。

蒔蘿（*Dill*）：舒緩幼兒腹絞痛及消化不良。

永久花（*Helichrysum*）：一滴精油兌一杯水，即可幫助「肝臟危機」後重新啟動肝臟機能。

茴香（*Fennel*）：一到三滴精油兌一杯水。具有鎮痛與舒緩反射性的消化不適。

乳香（*Frankincense*）：改善免疫缺陷相關症狀與提振憂鬱情緒。

格陵蘭苔（*Greenland Moss*）：一到三滴精油兌一杯水，可以促進肝臟的再生工程。

芳療科學

第一階段酵素與精油分子

肝臟解毒過程的第一階段中負責作用的酵素，會受到精油脂溶性分子的影響而被誘發或抑制。而通常精油給人體帶來的生理作用，其實是來自精油分子在經過肝臟第一階段代謝後的代謝產物之作用，並不完全是來自原本的精油化學分子。

第一階段的氧化反應會將代謝物分子的官能基與異生化合物（xenobiotics）接在一起，如此可令這些異生化合物順利地進入第二階段的解毒程序，也就是人體新陳代謝中真正的「解毒」過程。

蛇麻草（*Hops*）：一滴精油兌一杯水，具有強力的鎮淨效果。

薑（*Ginger*）：消化系統的調理滋補劑。

一枝黃花（*Goldenrod*）：一到三滴精油兌一杯水，可以用於舒緩緊張與改善自主神經（ANS）失調的狀況。

杜松（*Juniper*）：一到三滴精油兌一杯水，可以幫助紓緩疼痛與神經痛。

薰衣草（*Lavender*）：能舒緩因血糖低伴隨而來的口腹之慾。

檸檬（*Lemon*）：一到三滴精油兌一杯水。啟動人體解毒機制；淨化。

馬鬱蘭（*Marjoram*）：一滴精油兌一杯水，具有些微的鎮靜作用。

熏陸香（*Mastick*）：一滴精油兌一杯水；幫助紓解淋巴與前列線的充血或腫脹狀況。

香蜂草（*Melissa*）：一到三滴精油兌一杯水；幫助改善淺眠的狀況。

沒藥（*Myrrh*）：具有鎮痛與抗發炎的功效，舒緩牙齦不適。

野馬鬱蘭（*Oregano*）：一滴精油可以用於處理急性的扁桃腺發炎，但是

要小心─這支精油內服時會產生灼燒感，必須將精油滴在藥用炭片或其他類似介質上，讓精油慢慢地釋放到人體中。

歐薄荷（*Peppermint*）：一到三滴精油兌一杯水，減輕反胃噁心的。禁止給五歲以下的幼童食用。

桉油樟（*Ravintsara*）：一到三滴精油兌一杯水，改善憂鬱的情形，以及調理神經系統。

岩玫瑰（*Rock Rose*）：一到三滴精油兌一杯水，紓緩內部出血的狀況。

馬鞭草酮迷迭香（*Rosemary verbenone*）：幫助消化。

小葉鼠尾草（*Sage petit feuilles*）：促進細胞再生與滋養。

聖約翰草（*St. John's Wort*）：一到三滴精油兌一杯水，會帶來微微的欣快感。

龍艾（*Tarragon*）：一到三滴精油兌一杯水，處理突如其來的震驚情形。

茶樹（*Tea Tree*）：一到三滴精油兌一杯水，有效處理膀胱炎。

側柏醇百里香（*Thyme thuyanol*）：一到三滴精油兌一杯水，具有抗感染與溫和的激勵的效果（味道不是太好就是了）。

貞潔樹（*Vitex*）：幫助改善經前症候群，舒緩更年期不適。

茶樹精油對膀胱炎的應用

針對上述「以一到三滴精油兌一杯水」的口服方式，膀胱炎可是說是反應最快的一個症狀了。除了單獨使用茶樹外，也可以將茶樹與冬季香薄荷精油以 20：1 的比例調配。在輕微膀胱炎的狀況下，以一杯水添加一到三滴的茶樹或上述複方，　天之內可以重複喝上幾杯。在症狀剛開始時，可以每隔二十分鐘就喝一杯，症狀很快就會減輕。感覺症狀逐漸消退後，就可以減少飲用頻率。茶樹精油就像是治療膀胱炎的特效藥一樣快又有效，但是如果發現患者膀胱炎的復發機率很高，可能就要更進一步從飲食與生活習慣上給予評估與建議，才能算是完整治療膀胱炎的方法。

精油之旅

口服檸檬精油與肝臟解毒機制

一杯水加一滴油

　　有機栽種和不用化學農藥的檸檬精油是無毒性的，口感也比較溫和不具侵略性。基於以上這兩點，有機檸檬精油是嘗試口服精油的最佳入門用油。但是要記得一件很重要的事，就是口服時只能用有機的檸檬精油，因為所有柑橘類精油的萃取方式皆來自冷溫壓榨，如果檸檬的果皮上有農藥殘留，就會直接流進精油瓶裡。

　　口服精油的方式很簡單：將一到三滴的檸檬精油加到一整杯的飲用水中攪拌均勻後飲用即可。不用太在意飲用時精油是攪散的或是很快地又聚集在一起。有些精油在你喝完水之後還會附著在杯內。不過我們喝下去的精油的分量，事實上已經足夠使這些精油分子進入胃部和到達肝臟，協助平衡肝臟酵素的抑制和誘導作用。

　　這個小實驗的目的在於讓我們開始學習內服精油時會接得到的生理反應範圍。久而久之這會讓我們察覺到哪些精油對人體的各種系統有怎樣的作用，如自主神經系統、消化系統以及淋巴系統等。

給初次嘗試者的注意事項

　　口服檸檬精油對芳療使用者來說是一個完全無傷大雅的做法，但是對於第一次嘗試口精油的人來說，還是從一滴開始會比較好。因為精油是來自植物界千萬年來能力強大、非常濃縮的訊息結晶。因此對不太熟悉身體解毒反應的人來說，口服精油可能會觸發某些陌生的生理現象而令人感到有些惶恐。所以要有耐心並謹慎持續觀察自己使用精油後產生的各種反應，一步一步往前進。

精油與第一階段的肝臟解毒機制

　　許多人體中的異生化合物（xenobiotics）通常都具有脂溶性的特質，無法溶於水中而且容易附著或堆積在組織中，尤其是脂肪組織。我們都知道人體在幾千萬年的演化過程下，已經產生可以將這些物質排除體外的解毒機制。對於重視理想健康的人們來說，這項機制可以用來預防這些異生物的囤積。口服精油就是最簡單的方法之一，譬如只需要一點點的檸檬精油就可以啟動或調整人體的解毒程序。

　　精油分子進入肝臟後，會先進入解毒程序的第一階段，將精油分子或毒素轉化成水溶性的物質，方便接下來第二階段的肝臟解毒酵素進行排除反應。

　　肝臟解毒程序的第一階段或細胞色素酶 P450 幾乎能夠催化任何化合物可進行的反應。細胞色素酶 P450 主要存在於肝臟的平滑內質網與小腸的黏膜處，也少量存在於呼吸道黏膜、腎臟、皮膚與腦部。這些酵素系統主要直接作用在內生化合物（endogenous compounds）和膳食異生化合物（xenobiotics）上。而它們之所以同時也能代謝藥物成份，都要歸功於它們廣大的（非選擇性）反應能力。

精油吸入法

透過吸入法使用精油，其最大的優點在於即便使用精油的人正在休息或睡著了，散佈在空氣中的精油還是能繼續被人吸收。

薰香器具將精油以非常細微的霧氣形態散佈到空氣之中。

如果沒有薰香器具，可以將三到五滴的單方或複方精油滴在棉球後塞到枕頭附近，或是一次製做多顆的精油棉球，把它們放到房間的各個角落。這些精油棉球也可以裝在小塑膠袋中隨身攜帶，無論是在車上或是飛機上需要用時再打開取出即可。

此外，將些許的鹽巴、沙子或是瀉鹽等裝在小碗或是寬口的小瓶子中，加入十到十五滴單方或複方精油。而且瓶中的鹽巴等介質可以幫助減緩精油揮發到空氣中的速度，讓它們的作用時間得以延長。廚房裡的胡椒罐或香料罐也很適合拿來當作上述的容器，而且最好選擇蓋子與瓶口之間有多一層網或篩子的類型，如此一來就算不小心打翻瓶子也不用太擔心會弄得一團亂。

吸入法

透過吸入法使用精油並沒有想像中的複雜。事實上，使用程序越簡單，越能夠展現精油的療效。而且藉由精油與生俱來易揮發的特性，我們要將它們散佈到空氣中更是輕而易舉。只要抽一張紙巾，滴一滴精油在上面，即可馬上享受嗅聞精油的樂趣。睡前在枕頭上滴一滴精油也是非常省事又有效率的作法，能讓精油的氣味伴隨我們渡過夜晚。除了直接吸入精油外，還有其他擴及周邊的吸入法方式。在房間中擴香精油，可以降低室內漂浮在空氣中的微生物數量，同時也能降低辦公室或等候室裡被傳染病影響的機會。甚至有相關的報告指出，在房間或屋內擴香精油，能將難纏的黴菌逐出自己的家園。

根據潘・泰勒醫師的說法，我們用吸入法吸入精油時，這些分子會與鼻子背後的細胞相互作用，接著刺激到大腦負責控制人體噁心嘔吐感、睡眠與情緒變化的部位。

精油栓劑

栓劑在許多文化環境中一直是個敏感的話題。通常有幼小孩童需要照顧的母親們，是比較有勇氣實際嘗試精油栓劑的使用者族群，因為當小孩生病而且病況加重時，在沒有其他更好辦法的情況下，栓劑不失為一種選擇。使用精油製成的栓劑經常會獲得許多令人意外的益處與療效。其中一個主要的

好處就是栓劑能將那些可能以其他方式使用時容易造成刺激不適的精油安全地帶進人體。最早開始建議精油栓劑用法的是法式芳香療法，因為當時的人們發現栓劑用於治療急性與慢性的支氣管炎具有極佳的療效。法式醫學芳療的文獻中，也常常可以看到設計給各種不同症狀的精油栓劑配方。如「精確的芳香療法」（L'aromathérapie exactement）一書中便記錄了相當多的栓劑配方，裡面也列出了適合用於栓劑的精油以及相對應的各種症狀。

透過栓劑進入人體的精油分子會直接流往肺部，法式芳療也會運用栓劑來預防或處理氣喘發作的問題。經驗顯示我們所熟悉的抗氣喘精油能夠紓解氣喘發作，但是在成人個案裡並不是那麼見效。由於使用精油在從來沒有用油經驗的氣喘患者身上可能會出現潛在的併發症，這方面仍需要更進一步的特別研究。

為何要用栓劑？

根深蒂固與嚴重的慢性支氣管炎在人體使用精油栓劑後，會獲得既有效率又有效果的改善。不了解芳香療法的人可能會問，為什麼要用栓劑呢？答案是這種方式能把精油直接帶到肺部組織，也就是例如頑固的支氣管炎最需要精油幫助的地方：下支氣管部位的微血管。栓劑裡的精油會被吸收到腹部靜脈，並且繞過肝臟。它們直接被送進心肺循環系統，免於經過肝臟解毒酵素系統的生物轉化過程。如此一來，到達肺部下支氣管微血管時還是維持著原本的親脂性與高活性特質，依然能有效地驅逐致病的微生物以及化解與咳出黏液。

此外，透過口服進入人體的精油，在到達肺部之前會經過肝臟，然後被肝臟解毒酵素轉化成水溶性的物質。精油一旦被轉化成水溶性化合物，它們原有的抗微生物、化解黏液與祛痰的功效可能就消失或是減弱。

適合製成栓劑的精油

精油製成的栓劑非常適合用來治療幼小的嬰兒與孩童，因為有別於其他的精油使用方式，栓劑可以避開孩童可能不喜歡的精油氣味與味道。但是跟口服精油一樣有個使用上的重點，只有百分之百純正、不具毒性且低刺激性的精油可以用來製作栓劑。實際應用上，要治療嬰幼兒的急性或慢性支氣管炎時，高地牛膝草（Hyssop decumbens）與牠牛兒醇百里香（Thymus vulgaris CT geraniol）已被證實可以得到良好的治癒效果。（注意切勿與另外會產生刺激不適的「百里酚百里香」搞混了）。

成年人可以使用的栓劑精油種類比孩童的廣泛（請見下方欄位），而且通常成年人會使用栓劑的情況，都是比較嚴重或難以根治的支氣管炎，而且經常伴隨著發燒的症狀。這些狀況往往都是背後有強大的細菌們在作祟造成的。栓劑的方式最適合用來將抗細菌效果最強、卻因為容易對皮膚產生刺激不適反應的精油送進體內。適合用作栓劑的強力抗菌精油包括冬季香薄荷、野馬鬱蘭與肉桂葉等。

法式芳療中用於製作栓劑的強力抗感染精油
成人用

冬季香薄荷（Mountain Savory）

百里酚百里香（Thymus vulgaris CT thymol）

野馬鬱蘭（Oreganum compactum）

以上這三支精油可以調配成複方作成栓劑。這個複方的濃度應該在每顆栓劑二到三滴，以此類推一次製作十個栓劑會用到 20 至 30 滴的上述配方。

一個成人的建議劑量大約是做十個栓劑總共 60 滴精油，所以扣除下來，剩下的 30 到 40 滴精油應該是用側柏醇百里香（Thymus vulgaris ct. thuyanol）、高地薰衣草（Hyssop decumbens）、馬鞭酮迷迭香（Rosemary verbenone）、香桃木（Myrtle）或另一種屬性溫和的精油。

除了冬季香薄荷等精油外，還可以選擇其他擁有強力抗感染特性的精油，如肉桂葉或肉桂皮精油。但是這類精油的操作要更謹慎，每一個栓劑中建議至多加入一滴精油即可，而不足的精油滴數一樣選擇作用溫和的精油類型。

人們經常建議用馬鞭酮迷迭香精油來製作治療呼吸系統感染（如鼻竇炎、鼻炎及支氣管炎）的栓劑，因為馬鞭酮迷迭香精油擁有良好的化解黏液特性。由於它對溫和的本質，在栓劑的精油配方中，比例可佔所有精油總滴數高達 50%。

孩童用

針對小朋友（一歲以上）的持續性支氣管炎治療，使用含有最溫和的抗感染精油的栓劑一直是非常成功的做法。小朋友的栓劑劑量為十個栓劑中加入十滴精油即可。法式芳香療法中建議孩童用的栓劑中可添加的精油有：

高地牛膝草（Hyssop decumbens）

牻牛兒醇百里香（Thymus vulgaris CT geraniol）

簡單的栓劑做法

一般來說栓劑會派上用場時，通常代表疾病產生的症狀來得又急又激烈，已經超出我們預期的狀況。所以如果能知道怎樣在不需要太多準備工夫的條件下製作栓劑，的確是幫了個大忙。栓劑的主要材料是可可脂（cocoa butter）。在有機食品店購買可可脂時必須要留意到產品中的成份必須只有純可可脂，沒有添加其他如礦物油、凡士林或是石蠟等成份。

這裡提供的手工栓劑配方，大約可以製成十個栓劑。首先請準備 20g（約為 2/3 盎司）的可可脂以及 10ml（約為 1/3 盎司）的基底油，芝麻油最理想。

潘・泰勒醫師對精油栓劑的建議

精油栓劑的用途非常多。

- 在栓劑中加入羅馬洋甘菊、永久花與薰衣草的屬性溫和的精油，可以幫助舒緩發炎或刺激不適的陰道或直腸問題。
- 百里香與野馬鬱蘭精油皆屬強勁的抗微生物精油。
- 薑與歐薄荷則具有抗痙攣特性並能改善反胃感。

使用栓劑要多注意刺激感與不適感。如果有任何刺激不適的反應產生的話，可以透過灌腸或是灌洗的方式，將殘餘的精油與可可脂沖洗出來。

此外，因為精油進入人體後大約一到兩個小時後就會失去活性，因此使用栓劑進行療程時，每一到兩個小時視情況補充新的栓劑會比較好。

以上這些基礎材料在測量上不需要太斤斤計較，抓個差不多的量就可以了。主要是可以讓可可脂與植物油順利地融化在一起，形成一個方便加入精油攪拌的液態油脂即可。因為在充分混合後放入冰箱，融化的可可脂會慢慢地恢復固態的形狀，成為我們理想中栓劑的樣子。

如果手邊剛好沒有合適的測量器材，但是又需要製作栓劑時該怎麼辦呢？實際上市面上的可可脂的包裝大多是以五十毫克為主，因此直接用目測的方式也能大約取得自己需要的可可脂量，一個可可脂的罐子大約是五十毫克的話，那麼半個罐子大概就是二十五毫克，與目標的二十毫克相去不遠，這樣就可以了。而我們需要的植物油也可以透過空的精油瓶來做簡單的測量，一個普通的精油瓶可以容納十五毫升，在瓶中倒入約 2/3 的量便與我們想要的十毫升相當接近，這樣也可以。

建議配方

自製精油栓劑

將我們剛剛測量好的可可脂與芝麻油倒入不銹鋼的小鍋子中，然後慢慢地加熱，直到原本是固態的可可脂融化成液狀，與芝麻油充分地混合在一起。最好是能使用隔水加熱的方式來進行這個步驟會更好，所謂的隔水加熱就是先準備一個大一點的鍋子，在裡面放適當的水之後放在瓦斯爐上，再將裝著可可脂與芝麻油的小鍋子放到大鍋子中，點火之後大鍋子中的水會慢慢地被加熱，然後小鍋子中的可可脂也會因間接受熱而融化。

接著，等到小鍋中的植物油們充分融化與混合後，加入那六十滴我們事前設計好的配方（孩童的話則是依照年齡從十到二十滴不等）。其實可以在栓劑的精

油中納入一滴德國洋甘菊精油，因為德國洋甘菊精油本身帶有特別的藍色，只需要一滴就能很容易地分辨出整鍋的精油與基底油是否有攪拌均勻。

當整鍋的栓劑半成品慢慢降溫，質地變得較為膏狀但尚未完全凝固時，將它們從鍋中取出後再用小茶匙滾動塑形並分成十等份，最後再用鋁箔將每一個栓劑完整地包起來，理想的大小大約是兩英吋乘以兩英吋（約為 5cm×5cm）。

接著再把用鋁箔紙包好的栓劑們放入冰箱妥善保存，等到有需要的時候取出，將鋁箔紙撕下後就可以直接使用。

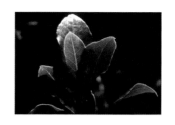

第 10 章
常見病症的
適用精油

比較明智的洞見是去觀察自己所受到的醫療方式是否與我們自身的
信念相互呼應。

～保羅・彼風福（Paul Pitchford）
《健全食品的療癒力》

　　在本章與之後章節中將會提供讀者一些從當今演化生物學所影響的芳香
療法概念，針對不同症狀所需的治療策略。

認識芳香療法

進一步的探索

《進階芳香療法》是一部記載著許多
沿用自法式芳療的常見精油治療應用
方式的經典教科書。

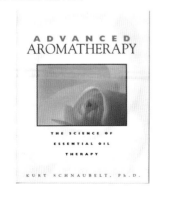

感染症的處理

　　由於精油進入人體後，能對各式各樣的
功能蛋白與磷脂膜的構成元件產生影響，他
們能有效對抗病毒以及真菌與細菌所造成的
感染。

病毒感染
疱疹

　　許多人發現使用精油是治療疱疹的上上
之選，除了可以消除疱疹症狀之外，還能提
振免疫系統，使疱疹不再復發。但並不是每
個人都有急性疱疹發作和透過自我實驗收集

經驗的機會。儘管如此，還是可以提供茶樹、天竺葵與澳洲尤加利等精油給可能願意嘗試自然療法的患者使用。

此外，參考芳療圈其他人的使用經驗也是個教學相長的方法。長年的精油使用經驗，就像是一本無形的精油使用指南，可供有興趣的人隨時翻閱。就諸多芳療師多年來的用油經驗，我們發現幾乎沒有人會在使用精油治療疱疹時產生負面反應。即便在極少數的負面案例中，最大的原因可能在於個案本身的免疫系統正處於某種特別不穩定的狀況。

帶狀疱疹

無論是上述的單純型疱疹（herpes simplex）或是帶狀疱疹（herpes zoster），精油都能給予同樣良好的治療效果。但是由於帶狀疱疹發作時連帶產生的劇烈疼痛與不適，我們所選擇的精油必須對皮膚絕對溫和且不具刺激性。

桉油樟（Ravintsara; Cinnamomum camphora）與瓊崖海棠（Foraha; Calophyllum inophyllum）的搭配是治療帶狀疱疹的代表用油。特別對年邁的患者來說，原本帶狀疱疹發作時患者必須承受極大的痛苦（神經痛），但精油意外地能趕走這些不適，使患者重拾原有的生活品質，療程結束後不只帶狀疱疹的復發機率大大地降低，即便復發了，對患者造成的影響也不如以往。桉油樟具有良好的抗病毒特性，瓊崖海棠則能增強人體的細胞吞噬作用（人體中主要負責清除細胞碎片、病毒與入侵物的細胞程序）。

疱疹的治療

當我們明白原來幾乎所有的精油都能有效對抗疱疹病害時，原本已被大眾所接受的「特定病原體需要特定藥物成份來處理」的傳統治療邏輯似乎站不住腳。以一個非常直覺的角度來看，植物製造精油的目的之一，或許就是用來保護植物本體對抗外來病毒感染呢！

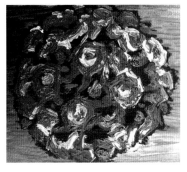

藝術家筆下詮釋的疱疹病毒。（畫作原著者為莫妮卡·哈斯）

帶狀皰疹的治療

治療帶狀皰疹的典型配方為等比例的桉油樟精油與瓊崖海棠油。調配好後用手指或棉花棒沾些油，直接塗在患部即可。剛開始進行療程的幾天可以頻繁地重複塗油（第一天做四次到五次皆在容許的範圍內）。

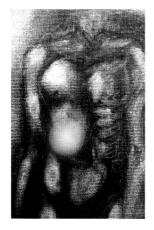

帶狀皰疹通常只出現在人體的其中一側。（畫作原著者為莫妮卡・哈斯）

流行性感冒

流行性感冒是由流感病毒所引起的，不同於皰疹病毒的病徵表現在皮膚上，流感病毒會攻擊人體的鼻黏膜、咽喉與肺部等區域。使用精油治療流行性感冒有兩個重點：第一、精油能有效對抗流感病毒；第二、當病毒在大肆複製時，精油是無法順利抵達被病毒感染的區域的。為了解決上述第二點的劣勢，潘威爾醫師（Pénoël）建議可以在皮膚表面採用強烈的外用方法，讓體內血液中的精油濃度高到足以阻止病毒從被感染的細胞再轉移到健康細胞上運作。不過這個推測的理論目前尚未得到實驗性的證實。

但是上述理論在實際應用面所得到的成效卻是十分成功的。不過精油針對流感的治療效果並不像治療皰疹或一般感冒的效果那樣神奇。流感病毒一旦入侵肺部組織，虛弱、關節疼痛、腎臟疼痛和發燒等症狀都會出現，這個時候如果選擇以強硬的方式，使用高濃度且大量的精油想要阻斷感冒的進行，通常效果不太大。正確的做法應該是在感染流感期間不停地使用精油，主要是穩住病情不讓它再往下蔓延，同時預防續發性細菌感染。

在沒有精油的協助下，流感很容易引發鼻竇或支氣管部位的續發性細菌感染，有一個簡單的方法可以辨識身體是否遭受了細菌感染，如果從口腔或鼻腔中排出來的黏液是透明的代表未受細菌感染。但如果排出來的黏液是帶有顏色的，則代表這些黏液裡含有細菌感染後人體代謝與清除的殘骸。

遇到上述這種狀況時，首要目標為穩定患者的身體狀況，避免病況進一

步惡化產生其他併發症。雖然這樣的措施聽起來似乎不夠積極，但從過去的經驗看來的確是個可行並且合理的方案，而且重要的是，這麼做能讓患者避免使用抗生素處理續發性細菌感染的問題。藉著讓身體經歷整個生病過程，我們的免疫系統就能有打敗病毒的機會，並且經過這次抗戰後將會變得更強。

建議配方

潘・泰勒醫師的秋冬呼吸道用油

秋天、冬天與春天期間是上呼吸道容易出現狀況的季節，諸如流行性感冒、支氣管炎、肺炎以及喉嚨痛等都很常見。使用精油可以幫助減輕這些症狀、縮短康復所需的時間，還能用來預防疾病與惡化。以下的調油適合用於家中孩童身上，在他們上學前或是下課後塗抹，可以有效預防被傳染疾病。

基底油以一份的蓖麻油與五份的荷荷芭油調成，在每盎司（約為 30 毫升／2 茶匙）的基底油中，加入以下的精油各兩滴：

月桂	天竺葵
玫瑰草	丁香
安息香	檀香
絲柏	百里香
薑	肉豆蔻
澳洲尤加利	茶樹
高地牛膝草	

這款調油可以在塗抹在喉嚨、上背部與胸部等處，患者清醒時每小時可以塗抹一次。對象是嬰兒的話則塗抹於腳底與背部，降低調油被他們觸摸後進入眼睛的風險。此外，順勢療法中的藥物如烏頭（Aconite）、白瀉根（Bryonia）、黃素馨（Gelsemium）與野葛（Rhus Tox）也很適合用來治療流行性感冒，而舒斯勒細胞鹽中的磷酸鐵與氯化鉀（Schussler Cell Salts Ferrum Phos and Kali Mur；用來舒緩因為發炎而引起的咳嗽），需要時可以看情況使用。

流行性感冒的適用精油

適合用來治療流行性感冒的精油很多，這些精油都擁有抗病毒特性以及適合以高劑量方式重複使用。因此，含有高濃度酚類分子的精油如百里香、野馬鬱蘭與冬季香薄荷因為容易刺激皮膚便不納入治療流感的考慮。反之，擁有同樣優秀的抗菌特性且質地溫和、不易造成刺激不適的精油便是用來對抗流感的上上之選，如澳洲尤加利、薄荷尤加利就非常適合在感冒期間高頻率地塗抹（揉擦）在人體軀幹上。穗花薰衣草與側柏醇百里香精油的組合是另一種流感用油，也能隨心所欲地用在皮膚上。此外，桉油樟適合透過吸入的方式使用，穗花薰衣草與側柏醇百里香精油可用來製成栓劑用。

最新的流感病毒：H1N1 的抗藥性

近年來流感病毒H1N1的議題被媒體炒得沸沸揚揚、無人不知，眼尖的藥商當然不會錯過這個機會，很快地就注意到抗病毒藥物的商機。克流感（Tamiful）這款藥品的名字並伴隨著流感病毒H1N1的報導出現在大眾的面前（另一款同級藥物瑞樂沙（Relenza）則很少被提及）。針對這種藥品的諸多疑問和效果範圍，使得媒體一股腦毫無批評地向民眾推銷克流感的做法實在令人覺得很詭異。根據安東尼‧菲奧雷（Anthony Fiore）醫師，同時也是美國公共衛生和疾病預防控制中心聯絡流感工作組的成員表示：

克流感抗藥性 H1N1 病毒（Oseltamivir-resistant H1N1）病毒是到這一季（2009 年）為止最常被隔離的病毒⋯⋯臨床醫師們都必須了解到，克流感無法單獨地預防或治療流行性感冒⋯⋯從 2008 到 2009 年的實驗結果顯示，A 型 H1N1 病毒在 268 次中有 264 次對克流感具有抗藥性。而直到現在針對 A 型流感病毒亞型和其抗病毒作用抗藥性的快速篩檢尚未存在。

歐塞塔米委（Oseltamivir；克流感中活性成份的學名）隸屬於一類其特定作用機轉在於抑制神經氨酸苷酶（neuraminidase）的抗病毒藥物，神經氨酸苷酶是一種能容許病毒在破壞原本的宿主細胞後脫出，並且攔截下一個健康細胞的酵素。然而，病毒卻可以透過神經氨酸苷酶中蛋白質（即胺基酸 274 號，又稱「組氨酸」）被酪氨酸所取代而產生突變，進而對歐塞塔米委產生抗藥性。病毒身上的第 274 號胺基酸位置如果是酪氨酸，就代表對歐塞塔米

委有抗藥性。這個例子讓我們清楚見識到，因應單一目標而誕生的西藥，其對付病毒最強的武器同時也是最大的弱點。

像精油這種非選擇性媒介可以同時干涉多個分子標靶的特性，不論病毒身上發生過再細微的變化（如改變特定蛋白質的序列），也能將病毒去活化。儘管精油不是企業實驗室中的寵兒，很少對其進行抗病毒的能力驗證，但精油的功效卻早已是有目共睹的事實。使用精油治療病毒感染的最大好處在於精油具有非選擇性的多重目標特性，使病毒們難以對精油產生抗性。

克流感據稱可以快速縮短流感的康復時間，從原本平均的五到六天縮減成大約一天的時間。如果按照這類藥商製造的藥物如此「適度」的宣告效用，精油療法已得到證實的多元效用顯然不比西藥遜色，甚至效果更好。

真菌感染：念珠菌與酵母菌

精油的抗真菌功效已經透過實驗證實並且經過廣泛的研究。由白色念珠菌（Candida albicans）或其他類似的微生物所引起的酵母菌感染（更正確地稱為酵母菌增生症候群），已經成為西方國家中的流行傳染病，引發的原因不外乎是飲食中包含了豐富的精緻糖份，或是其他容易引起酵母菌滋生的相似物。

芳療科學知多少

知名的病毒：HIV

對於人類免疫缺陷病毒（HIV）和愛滋病的觀念上有著令人不悅的禁忌。每一個曾經試著進行有別於傳統共識研究的科學家們，經費都被硬生生給刪掉了。艾德華·胡柏（Edward Hooper）與提倡打破舊習與破除偶像崇拜的彼得·迪斯伯格（Peter Düsberg）和其他科學家在《河流（The River）》一書中提出了有趣的論點。這些科學家們所相信的理論或許不完全是對的，但是他們的主張從未被推翻過；他們只是一直不停地遭到打壓。目前普遍的觀點並非透過科學實證而成立，而是透過這當中的既得利益者的共識得已鞏固的。所以現在留在愛滋研究領域的人們會認同所謂的「官方說法」，一點也不意外。

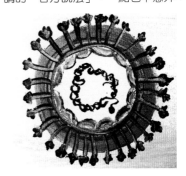

藝術家眼中的逆轉錄病毒（Retro Virus），圖片作者為莫妮卡·哈斯。

根據法國蒙彼利埃大學的培爾雀（Pellecuer）研究顯示，冬季香薄荷精油對於念珠菌與其他酵母菌有極佳的對抗效果，這在1970年代的當時成為一項極為轟動的話題。不過近年來，在研究精油對真菌與酵母菌的影響領域中，事情出現了有趣的轉折：生命現象的其中一個關鍵酵素叫做羥甲基戊二酸單醯輔酶 A 還原酶（HMG CoA reductase；可參考第 3 章），這個酵素不只出現在哺乳動物和植物體內；它也是酵母菌代謝過程中的關鍵角色。這種酵素對精油裡的萜類化合物很敏感，酵素一碰到就會停止運作，最終得以有效地抑制酵母菌分裂與繁殖。（更多細節請參考第 13 章。）

膀胱炎

我們一直把念珠菌感染（candidiasis）和膀胱炎（cyctitis）同樣歸納為感染症，但實際上這兩種疾病的產生，不過是一直存在於那些身體部位的細菌過度繁殖所導致的。這兩種疾病的發病原因至少在某些部份都是不良或不恰當的生活方式所導致。茶樹精油是治療此症狀的典型用油，而根據法式芳療的用法，茶樹與微量的冬季香薄荷精油搭配在一起會有更好的效果。使用精油可以在很短的時間內紓緩或消除這些不適症狀。

潘‧泰勒醫師對抗生素無效感染症的看法

抗藥性金黃色葡萄球菌（MRSA）漸漸成為一個棘手的問題，特別是針對院內感染，金黃色葡萄球菌會根據抗生素的作用特性慢慢發展出抗藥性。萬一不小心感染上，積極地使用以下「MRSA 專用配方」會很有幫助。記得

高頻率的使用，為患者清醒時每小時塗抹一次。此外，患者也必須搭配效果良好的植物性抗微生物配方（配方如下）直到痊癒為止。益生水療法（constitutional hydrotherapy）和每天兩次以瀉鹽糊敷，也能幫助患者加速從疾病中復原。

建議配方

抗藥性金黃色葡萄球菌（MRSA）專用配方

在每 5ml（一茶匙）的蓖麻油、5ml（一茶匙）的垂序商陸油（Phytolacca / Poke Root oil）與 20ml（四茶匙）的荷荷芭油中加入以下精油：

天竺葵：5 滴

茶樹：5 滴

薰衣草：5 滴

野馬鬱蘭：5 滴

百里香：5 滴

中國肉桂：5 滴

丁香花苞：5 滴

沒藥：5 滴

月桂：5 滴

根據受感染區域表面的範圍與嚴重性，下列中的藥草配方可以與精油交替地使用在患部，或是作為稀釋精油的基底。

抗微生物草本配方

1 份的紫錐花混合劑〔紫錐花（Echinacea purpurea）和狹葉紫錐花（Echinacea angustifolia）〕

1 份 金絲桃（Hypericum）

1 份 金印草（Hydrastis）

1 份 蜂膠（Propolis）

1 份 白楊芽（Populi gemma）

1 份 鬚松蘿（Usnea barbata）

1 份 繁縷（Stellaria media）

6 份 金盞菊萃取液（Calendula succus）

過敏舒緩

　　過敏反應是身體學習到的行為。人體從過去經驗變得對某種特定過敏原敏感，因此當再度遇到相同的過敏原時，人體會產生不相稱的反應—就是我們常聽到的過敏反應。這也是為什麼過敏無法像感冒般，只需一晚的工夫就痊癒了。治療過敏最好的方法是有耐心、漸漸地重新調整人體的免疫系統。處理過敏有兩種整體的方法，一個是避免接觸到過敏原（最好能找出是哪種致敏因素）），另一個則是盡可能地減輕過敏發生時的症狀。

　　目前已知有兩種類型的精油能有效紓緩過敏的症狀，第一種是如茶樹和綠花白千層等屬於桃金孃科（Myrtaceae family）的植物精油，這類精油在正統藥理試驗上呈現了抗過敏的特性，在芳香療法中使用在局部皮膚上時，舒緩過敏效果也很明顯。

　　另一種對過敏有明顯效果的精油是來自摩洛哥的藍艾菊（Tanacetum annuum）。這支精油中含有高比例的母菊藍烯（chamazulene）以及多種倍半萜烯內酯。透過倍半萜烯內酯分子的幫忙，摩洛哥藍艾菊可以調節人體中發生過敏的一連串反應，最終能改善因過敏而產生的發炎，並有效使組織胺的釋放變慢與減少。

　　用來舒緩過敏症狀的經典配方含有 4.5ml 的綠花白千層精油、0.5ml 的摩洛哥藍艾菊精油以及 3～4 滴的歐薄荷精油。當流鼻涕、流眼淚或眼睛搔癢等過敏症狀發生時，可以在臉上用一到兩滴這款配方，幫助紓緩與減輕過敏症狀。最好能用冷水洗臉或沖臉，給予更多清涼鎮靜感，然後把那 1～2 滴配方抹在仍濕潤的臉上。儘管這種治療方法無法使人體對過敏原不再起反應，但至少能讓那些不舒服的症狀減輕。隨著使用精油的時間慢慢地增長，就能有效矯正與調節人體的免疫系統，使免疫系統不再那麼錯亂。

　　另一種能夠減輕過敏症狀的芳香療法用油方式尚未被充份探索：在法文的芳療書籍中提到蘇格蘭松（Pinus sylvestris）的精油中含有類可體松的特性，可以視為一種天然的抗充血／疏通劑。而中醫芳療也同意這個說法，認

為蘇格蘭松有利於體內結構，將無定型的狀態進行重整。如果想要體驗這支精油的神奇效用，可以將它外用於腎臟附近的皮膚上，並且加入用來降低過敏症狀的乳液中使用。

常見問題的適用精油

泰勒醫師一直鼓勵人們將精油應用在生活的各種層面中，從減輕疼痛到撫平悲傷等等都可以借助精油的力量。

疼痛舒緩

精油舒緩疼痛的能力是毋庸置疑的。下面提到的「疼痛舒緩配方」已經緩解許多幾乎疼痛的情況，包括柏格氏症（Buerger's Disease；又稱為「血栓閉塞性脈管炎」）、纖維肌痛、發炎性關節炎和類風濕關節炎、肌腱炎、腰痛、拉傷和扭傷、腕隧道症候群以及神經炎等等。這個配方主要有兩個部份，一個部份是可以當作基質的植物浸泡油配方，另一個部份則是純精油配方。整個配方只要按需要少量使用即可得到舒緩的效果。

以下配方也可以和適合的順勢療方一起搭配使用，例如：山金車、牡蠣殼製碳酸鈣（Calcarea Carbonica）、芸香（Ruta）、野葛（Rhus Tox）或是姬松茸（Agaricus）等。對於膀胱炎造成的疼痛，則可以添加杜松、檀香、野馬鬱蘭以及百里香精油，每日稀釋在蓖麻油後塗抹於膀胱附近，直到症狀緩解為止。

和泰勒醫師其他的配方相比，這個配方使用了多種藥草製劑，其中有些可能需要去特別的商店購買才會有。如果沒辦法買到金盞花浸泡油或芸香浸泡油，可以用比較容易取得的聖約翰草浸泡油替代，或是就用一般基底油也可以。如果可以取得該配方的全部材料當然最好，但如果無法湊足其中的幾樣也不用太在意，因為少許的幾樣材料而放棄製作這款配方就有些因小失大了。

建議配方
疼痛舒緩配方

基底油部份：

　　1 份 山金車浸泡油（Arnica montana；以植物的地上部位為浸泡材料為佳）

　　1 份 金盞花浸泡油（Calendula；以植物的地上部位為浸泡材料為佳）

　　1 份 金絲桃／聖約翰草浸泡油（Hypericum／St. John's Wort；以植物的地上部位為浸泡材料為佳）

　　1 份 芸香浸泡油（Ruta graveolens；以植物的地上部位為浸泡材料者）

　　1 份 聚合草／紫草浸泡油（Symphytum／Comfrey；以植物的地上部位或根部為浸泡材料者）

　　5 份 荷荷芭油

　　在每 25ml 的上述基底油中，加入 5ml ／一茶匙的蓖麻油

精油部份：

　　在每盎司（30ml ／兩茶匙）的上述基底油中加入下列精油：

　　月桂：2 滴

　　永久花：3 滴

　　丁香花苞：2 滴

　　羅馬洋甘菊：3 滴

　　薑：3 滴

　　迷迭香：3 滴

　　薰衣草：3 滴

嬰兒腸絞痛

　　改變飲食是解決嬰兒腸絞痛的根本辦法。但在嬰兒習慣新的飲食型態前，簡單應用精油可以舒緩腸絞痛發作時的脹氣與痙攣。下述的配方可以在嬰兒發生腸絞痛時，塗抹在他們的腹部、下背部與腳底等處。倘若嬰兒有觸摸到身上精油然後碰觸到眼睛的可能，只將精油塗在他們的背部與腳底還是會很有效的。

失眠、驚嚇與悲傷

　　精油在本質上很適合應用在各式各樣的狀況。它們替居家護理添加了一種具有多重效用的基本元素，讓人們在面對生活中的各種瑣事時可以做最即時的支援，使芳香療法成為無可取代的居家保障方法。

　　當我接到朋友 J 的壞消息，告訴我他的先生因為一場可怕的車禍而過世的時候，我幫她調了一個可用來處理驚嚇、失眠與悲傷的用油。在我的建議下，她開始在臉部與雙手塗抹這款調油。幾個禮拜過後她希望我再幫她準備一瓶，因為她發現這款油對於因第二型糖尿病引起的腹部潰瘍，意外地有著極佳的效果。

給執業芳療師的建議

　　精油可以在病人照護方面帶來多面向的幫助：急症的護理、慢性疾病的調理，以及與精神情緒相關的困擾都可以派得上用場。精油與生俱來易揮發與低分子量的特性，讓它們最快可以在兩分鐘內輕鬆地進入人體之中。近年來在某些診所中也有醫生開始使用精油，無論是針對急性或是慢性的症狀都可以使用。在經過一段時間的觀察後，醫生與病患可以判斷這個措施是否有正面的作用。臨床用油的品質與效果相關，高品質的精油已經在臨床獲得許多正面的使用成效。

　　在具有醫療背景的人們當中，自然療法醫師自然是最能發揮臨床用油的族群了。精油的副作用很少見，通常都不太礙事，而且會適可而止，這樣溫和的特性也等同賦予精油它的第一治療原則「不造成任何傷害（first do no harm）」的最佳證明。精油本身的作用迅速，既安全又可靠，還能增加醫生與患者對抗疾病的信心。

　　精油的另一項優點是符合成本效益，便於攜帶至各式各樣的環境，而且精油很能入境隨俗，操作者可以自由地為患者調配處方與使用方式，所以會提高患者配合度，進而獲得更好的臨床效果。精油除了單獨使用就很有效之外，還能與其他的保健方式搭配，如植物草藥、飲食與營養諮詢、順勢療法、水療法以及身體工作等。

精油與順勢療法

　　當精油與順勢療法搭配在一起使用時，需要先了精油與個人順勢療方中可能會有的相斥或干擾的情況出現。舉例來說：歐薄荷精油會干擾到順勢藥物含鈉鹽類的運作（如氯化鈉與磷酸鈉糖球等）。而洋甘菊精油與含有高比例樟腦分子的精油，也會干擾到某些順勢藥物的功效。除了上述情況，精油與順勢療法的相容性是很好的。順帶一提，知名的摩利夫人與她的丈夫（E. A.摩利醫師）；摩利夫人用精油，而摩利醫師用順勢療方，兩人在當時攜手同心給予患者最好的治療與照顧。

第 11 章

精油與皮膚

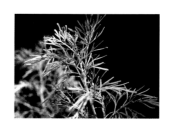

> 精油在高倍稀釋的情況下，仍可使細胞展現同樣的動力效應。
> ～瑞內-莫里‧蓋特弗賽（René-Maurice Gattefossé）
> 《芳香療法：精油與植物賀爾蒙》

　　我們的皮膚狀況對於芳香療法特別有反應，因為受傷時可以直接將精油塗抹在患處。精油也能展現出獨特的預防紫外線傷害及預防黑色素瘤的特性。

皮膚損傷

　　義大利永久花（Helichrysum italicum）的作用極為溫和，有時甚至會被當作處理傷口的第一線精油，特別是針對流血的傷口。將永久花精油直接滴在傷口上，可以消毒傷口、加速傷口癒合，並且有效止痛。治療傷口時用未稀釋的永久花純精油，可以避免將其他較不適合的物質帶進傷口，例如脂質的基底油。此外，還有一個不言而喻的重點—唯有純正且純正的永久花精油才能直接用來治療傷口。

　　不過一般來說，義大利永久花精油在稀釋後使用的效果最好。針對所它擅長的各種用途，義大利永久花精油在 1% 與更高濃度的狀況下效果是一樣好的。由於永久花精油的價格並不便宜，但是在使用上只需要用最少份量就可以發揮極佳的治癒力，所以從經濟面來看，其實還是相當實惠的。

精油之旅

永久花與皮膚

精油在稀釋後仍具有強大功效的一個經典範例就是義大利永久花精油（Helichrysum italicum），它或許是芳香療法中辨識度最高的成功案例。永久花精油對於皮膚組織有著絕妙的復原與保養功效，使得這支精油一年比一年更供不應求。而近年來坊間的芳療書籍也大力地讚揚永久花的妙用，以及記錄著各種使用後的見證或感想。此外，永久花還享有不凋花的美名，用在身上做實驗

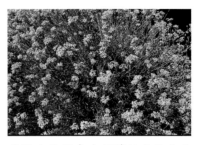

種植在法國東南部薩拉貢的永久花。

也沒有威脅性。人們被永久花精油同時擁有溫和與極佳功效的特性所折服，在數以百計的精油當中，幾乎找不到比永久花更具治療傷口與抗老化功效的品項。

為了驗證這個觀點，我們可以自己進行一個小小的實驗。將一滴純正的永久花精油直接滴在皮膚上隨便一個紅腫的地方（可以在雙手或手臂上找到），接著便開始觀察該處皮膚對永久花精油可能產生的反應。結果通常會是什麼事都沒有，或是原本紅或腫的症狀消退或消失。

義大利永久花精油的作用溫和到可以未經稀釋就直接塗在皮膚上使用，尤其是用於創傷的初步處理以及流血中的傷口。將永久花精油直接滴在出血的傷口上，可以消毒傷口、加速傷口癒合，並且有效止痛。

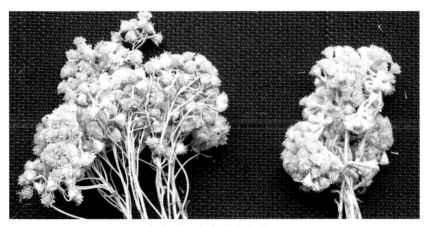

來自科西嘉島的永久花。
來自赫塞哥維納山坡上的永久花。

具有歷史背景的精油

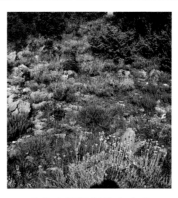

在 1992 年的戰爭之前，大多數的永久花精油都是從前南斯拉夫蒸餾出產的。當時的需求主要來自格拉斯地區的工業，成為他們生產菸斗用菸草的重要香氣添加物。在時候芳療界才剛開始發現永久花的好處，然後正當它在芳療界越來越受歡迎時，原本來自巴爾幹半島的永久花貨源，因為戰爭的關係慢慢地銷聲匿跡了。只剩下南方的科西嘉島可以提供芳療用的永久花精油，產量稀少再加上需求增加，所以永久花精油的價格也一步一步地往上攀升。

生長在野地裡的永久花

近十年來在精油市場中，也可以看見產自克羅埃西亞、波士尼亞和赫塞哥維納等山坡地帶的永久花精油重現市面。但是這並沒有讓永久花精油的價格下降，因為許多跨國的企業看中永久花的獨特性，紛紛投入以永久花精油為主角的護膚產品，因此永久花依舊是賣方市場中的一項利器。

市面上有時會看到據稱是來自法國本土的永久花精油，請注意這樣的精油大多數都是仿冒的，因為在法國本土採收永久花是違法的事情。如果看到精油的瓶身上貼著來自法國而非科西嘉島的標籤，很可能事實上這支油曾經待過實驗室，或是從收購來自不同產地的永久花精油中，透過人工方式調配出標準化過的摻混精油－這些都是在香水大鎮格拉斯加工過的！

出產自科西嘉島、波士尼亞與赫塞哥維納（或其他前南斯拉夫地區）的永久花精油，雖然在化學結構上有部分相異之處，但對於治療創傷與撫平疤痕的功效是一樣優秀的。根據最新的分析顯示，在某些來自波士尼亞產的永久花精油樣本中所含的含氧分子（例如雙酮或含有兩個酮類官能基的分子）非常少，幾近於零。這很可能是採收的時間點太早的結果，因為當來自法國的精油收購者時間一到就會來橫掃永久花產區，有些區域的永久花會很快地被採收掉，動作較慢的人就沒有東西可採收了。

如果我們能弄清楚究竟永久花精油裡的含氧化合物是否真的要到花季後期才會出現，這會很有趣。儘管一般芳療愛好者都認為永久花精油的療癒特質來自於其中雙酮的成份，那些不含雙酮成份的永久花精油在療效表現上似乎也沒遜色多少。如此又可以重新驗證稍早提過的觀念，精油的治癒力必須要從有機體論的角度來看：永久花精油對創傷的獨特治癒力來自於整株植物的精華與生命力表現，而非某個特定分子的層級上。

建議配方

皮膚新生的妙方—永久花

　　適合處理瘀青或血腫的經典配方是將一等份的永久花精油（Helichrysum italicum）兌上九十九等份的基底油，或是將大約二十五滴的永久花精油，加入容量為四盎司（大約 100ml）的玻璃瓶中，再將剩餘的空間以個人偏好或手邊現有的基底油填滿即可。

　　適合改善新／舊疤痕、瘢痕瘤及妊娠紋的配方稍有不同，添加了玫瑰果油：

　　在四盎司（大約為 100ml）的玻璃瓶中，加入 1ml 的永久花精油（Helichrysum italicum）與 15ml 的玫瑰果油（大略用個 15ml 左右的瓶子量就可以了），最後再用基底油填滿瓶子中剩餘的空間即可。

　　玫瑰果油中的Ω-3 脂肪酸與永久花精油中的萜類化合物之間產生的協同作用非常奇妙。就連頑固的老舊疤痕都能慢慢地淡化掉，只要將這個配方使用在疤痕上，每天兩到三次，持續使用至少六個月就會看到效果。

濕疹

　　針對這個難以尋著有效答案又令人沮喪的皮膚狀況，特別是一考量到主流醫學對於濕疹的治療到目前還沒有跨越類固醇的思維，用芳香療法來尋找治療解答是個既無風險又極具成功潛力的選擇。

　　東方和西方對於濕疹的看法與治療方式，兩者之間的相異之處很有趣。從傳統中醫的觀點來看，中醫會先從承認治療濕疹的困難之處開始。中醫認為濕疹是因為人體內同時存在過多的「燥」與「濕」。而西醫的治療策略偏向一個一個消除不適的症狀，因此在治療濕疹的初期會令人感到好轉，但是長期卜來仍舊無法徹底的改善。中醫的治療策略著重於解決兩種相反元素同時出現的情形，並且建議應該要想辦法協調兩造，而非處理個別衍生的症狀。因此，從純粹的中醫角度來看，柑橘類精油可以說是勝任協調者的最佳角色，幫助促進人體內屬性兩極物質的平衡。

法式芳療對濕疹的建議

從主流醫學的方法可分辨出不同類型的濕疹。

乾性濕疹

將兩等份含有二到三種調理特性（富含萜烯醇分子）的精油如天竺葵和二到三種促進細胞再生（富含酮類分子）的精油如穗花薰衣草，以及一等份的瓊崖海棠（Calophyllum inophyllum）精油調和後，加入蘆薈凝膠中調成約 2%的濃度即可使用。

滲出性濕疹

將兩等份具有乾燥收斂效果的精油如岩玫瑰（Cistus ladaniferus）與促進細胞再生的精油如馬鞭酮迷迭香，再搭配一等份的瓊崖海棠精油加入凝膠基質中攪拌均勻，調成約 2%的濃度即可塗抹於患部的皮膚。

膿皰型濕疹

這個配方的整體性能扭轉機械式的身體狀況。而精油方面可以選擇能鎮定皮膚的檸檬尤加利（Eucalyptus citriodora）、具有收斂效果的熏陸香（Pistacia lentiscus）、促進肝臟細胞再生的側柏醇百里香，以及能提振淋巴流動的月桂（Laurus nobilis）混合在一起。上述精油配方取兩等份，與一等份的瓊崖海棠精油調和，以平時習慣的方式使用即可。

法式芳香療法在處理濕疹上與中醫雷同，著重在恢復人體的平衡。他們認為選擇「居中」協調的精油，可以幫助患者的皮膚再生並舒緩不適症狀。治療策略是把不容易使皮膚產生不適反應，但仍然能幫助受損的皮膚再生與正常化的精油調合。同時對於濕疹這類情況，專門清除毒素的腎臟機能也必須好好支持。符合以上條件的精油有聖約翰草（St. John's Wort）、加拿大一枝黃花（Solidago canadensis）、香脂冷杉（Abies balsamea）以及黑雲杉（Picea mariana）。這些精油的協同作用只是最基本的，之後可以簡單地依照使用者的偏好或特殊需求做修改。

牛皮癬

　　主流醫學說，牛皮癬的真正成因不明。在網路上也流傳著「牛皮癬是個謎」的話語。牛皮癬並非免疫反應的成因令我們了解到，這並不是因為外部因素觸發所引起的問題，而是患者自身皮膚系統代謝機制的失調。

　　使用精油來改善濕疹的主要策略，是將患者失常的皮膚代謝機制導回正軌，而精油界中這方面的翹楚則非穗甘松（Nardostachys jatamansii）莫屬，這支精油最早是由人智學（anthroposophical）保養品概念的先驅者—迪崔西‧甘貝爾（Dietrich Gümbel）所建議，認為我們可以借助這支精油的力量來處理各式各樣的皮膚問題。穗甘松精油的作用溫和，而且能促進皮膚細胞的再生作用。一開始想要用這支精油做皮膚治療的原因，很可能源自於人智學對植物與開放生命循環—換句話說就是永恆的生命循環—的迷戀與憧憬有關。

　　穗甘松精油也能搭配上微量的冬季香薄荷（Satureja montana）的刺激皮膚細胞更新效果、也能加上綠花白千層（Melaleuca quinquenervia）促進受損

皮膚組織修復的特性，以及和可以幫助平衡人體的神經與內分泌系統的檸檬馬鞭草（Lippia citriodora）搭配。

吉姆‧哈利森對於預防紫外線損害及黑色素瘤的看法

具有抗氧化與抗發炎特性的精油，近年來被發現能有效幫助我們的皮膚對抗光老化（photoaging；因長期暴露在紫外線光下而造成的皮膚傷害）的損害，然而他們卻很少注意到精油們預防皮膚癌的能力。植物療法學家吉姆‧哈利森（Jimm Harrison）在以精油與其他天然素材製成的皮膚修護保養品領域中鑽研許久，下文中會提到部份哈利森在 2009 年於舊金山舉行的七屆科學芳香療法會議上，發表的關於精油對紫外線具有效防護作用的看法。

檀香精油

連續在皮膚上塗抹檀香精油長達二十個禮拜後，可以發現皮膚乳頭狀瘤（papillomas）的發生機率明顯下降，檀香精油抑制了會由佛波酯（12-O-tetradecanoylphorbol-13-acetate）觸發的表皮鳥氨酸脫羧酶（ornithine decarboxylase）的活性。鳥氨酸脫羧酶是皮膚癌形成的主要關鍵，科學家們也一直在它們身上研究預防皮膚癌的可能。後來實驗證實了α-檀香醇（α-santol）可以抑制皮膚癌前導物的活動。

丁香酚

丁香（Eugenia caryophyllata）精油中的丁香酚（4-Allyl-2-methoxyphenol；eugenol）成份，經實驗發現它可以有效地抑制皮膚中黑色素瘤的增生。丁香酚具有有效延遲腫瘤增長的特性，並且至多可以使腫瘤的尺寸縮減40%，而以患者體重來計算使用濃度的話，人體對丁香酚的耐受性其實是不錯的。針對丁香酚在人類惡性黑色素瘤細胞系的抗增生作用機轉顯示，丁香酚會在細胞繁殖週期的合成期（S phase）直接阻斷新的惡性細胞生成。

乳香

　　從乳香（Boswellia carterii）分離出來的乳香酸成份（α-和β-boswellic acid）具有抗腫瘤與化學預防（chemopreventive）的特性。許多作者們都認為它能幫助預防原發性腫瘤的侵犯及轉移。此外，也有好幾個研究指出乳香酸針對不同癌細胞的化學預防特性。在一個治療研究案例中，使用了完整的乳香精油在一匹患有多中心惡性黑色素瘤的馬身上。未經稀釋的乳香精油直接注射到腫瘤裡面，並且同時也在體表塗抹未稀釋的乳香精油。過一段時間後從馬的活組織切片檢查中，確實地發現小型的腫瘤細胞被注入的乳香精油摧毀了，而且有塗抹精油的區域下腫瘤的尺寸也縮小了。

建議配方

外用精油的配方建議：植物油與滋養配方

植物油部份

橄欖油 佔 35-70%

芝麻油 佔 2-40%

覆盆莓籽油 佔 3-10%

複方精油 2-5%

以下精油的依建議濃度由高至低排列：

薰衣草

馬鞭酮迷迭香

茶樹

雪松

檀香

額外的滋養成份

CO_2 萃取玫瑰果油佔 0.5%-2%

維他命 E（D-alpha-tocopherol）佔 1-2%

酯化 C（Ester-C®）佔 0.5-1%

甲基硫醯甲烷（MSM）佔 1-2%

薑黃素（Curcumin）佔 0.5-1%

百里香與香芹酚

一位罹患惡性黑色素癌的患者，雖然其病症在美國癌症聯合委員會（American Joint Committee on Cancer）的標準下已經邁入第三期，但是他卻拒絕正統醫學所給他的治療建議，反而用磨碎的百里香（Thymus vulgaris）莖葉，用來泡成藥草茶飲用，也用來敷在病灶處。接下來的幾個禮拜之間，觀察到原本皮膚上的小瘤逐漸地消失，並且確認皮膚轉移完全消失。而且之後持續追蹤的五年期間，從患者身上也完全看不到任何黑色素癌復發的跡象。這個獨特的案例後來被報導在美國皮膚病理學會的期刊上，但是發表者雖然

在文中有提到百里香與病情逆轉的關聯性，但卻不願針對文中主角的病情逆轉是因為使用百里香萃取這件事背書。

嚴格來說，當時的那名患者並不是使用百里香精油，而是使用了百里香的浸劑（infusion），因此很斷定其消退癌症的功效，是否光靠萃取自百里香的精油也能辦到。不過的確有其他的研究支持百里香精油抗腫瘤特性的說法。摩洛哥特種百里香（Thymus broussonettii）精油中，含有高達 83.18%的香芹酚（carvacrol），另外還有對傘花烴（paracymene）、γ-萜品烯（gamma-terpinene）與反式石竹烯（transcaryophyllene）等成份，已經展現其具有抗腫瘤特性。

在百里香家族有各式各樣的品種以及化學類型（chemotype）。在某項研究中科學家分析了十一種摩洛哥產的百里香精油，而這些精油都擁有重要的細胞毒性特質，而香芹酚是最具細胞毒性的成份。而在另一項研究中，發現香芹酚抑制非小細胞肺癌細胞系（A549 細胞）成長的能力非常強大。百里香酚（thymol）對於人類白血病 K562 細胞也展現了其細胞毒性的功力。在所有研究中，香芹酚和百里酚以及所有相關精油對健康的細胞都不具任何細胞毒性。

來自多酚類化合物、黃酮類化合物以及類胡蘿蔔素的化學預防作用

許多的研究與報章雜誌都有提到，飲食中若盡量選擇富含多酚類（polyphenolic compounds）化合物物質、類胡蘿蔔素（carotenoids）以及黃酮類化合物（flavonoids）的蔬菜、水果與藥草，可以幫助保護人體與皮膚因紫外線造成的傷害，包括皮膚癌、黑色素瘤，還能延緩光老化與色素沉澱等給肌膚帶來的負擔。所以飲食中最好盡量囊括色彩豐富的蔬果，這類蔬果已經過詳細徹底的研究找出它們抗氧化的活性以及幫助人體預防或控制癌症的潛力。但是，即使是再健康的飲食習慣，我們每日攝入的蔬果量當中所含的抗氧化成分，其實並不足以達到真正能產生保護作用的標準。因此補充額外的營養素

似乎是個強化這些營養素的明智方法。

黃酮類化合物與紫外線相關的皮膚傷害

　　黃酮類化合物（flavonoids；一組次級代謝物或是黃色色素）有很多種類，包括：黃烷（flavanes）、黃烷酮（flavanones）、黃酮（flavones）、黃酮醇（flavonols）、兒茶素（catechines）、花青素（anthocyanidins）與異黃酮（isoflavone）等。它們都具有常見的抗氧化、抗發炎、抗腫瘤、抗病毒與抗細菌等特性，並且對冠狀血管及一般管狀系統、胰臟及肝臟具有細胞保護的功能。也有許多研究顯示黃酮類化合物對黑色素瘤的作用。

類胡蘿蔔素

　　類胡蘿蔔素（Carotenoids）可以說是現今營養學中最熱門的研究主題之一。類胡蘿蔔素是植物體中進行萜類化合物生物合成途徑的產品，也是具有親脂性的光合色素（photosynthetic pigments）。針對類胡蘿蔔素治療與預防皮膚癌以及紫外線相關皮膚損傷的研究非常多。除此之外，類胡蘿蔔素中的β-胡蘿蔔素（beta-cartene）和蝦紅素（astaxanthin）目前都已被證實，可透過內服的方式保護人體對抗曬傷的侵害。

建議配方

植物油／精油／營養素／酊劑的建議配方

複方植物油

　　橄欖油 佔 15-40%

　　芝麻油 佔 10-30%

　　葵花籽油 佔 15-40%

　　玫瑰果油 佔 2-10%

　　蔓越莓籽油 佔 2-10%

　　乳油木果脂 佔 5-20%

　　可可脂 佔 5-15%

複方精油 2-5%

以下精油依建議的濃度由高至低排列：

馬鞭酮迷迭香

古巴香脂

乳香

義大利永久花

歐白芷

道格拉斯蒿；又稱藍鼠尾草（Artemisia douglasiana）

丁香

沒藥

酊劑成份

山金車酊劑 佔 2-5%

綠茶萃取物 佔 2-5%

沙棘果 CO_2 萃取 佔 0.5-1%

玫瑰果 CO_2 萃取 佔 0.5-1%

生育三烯酚混合物（Tocotrienol mix）佔 1-2%

D-α-生育酚（D-alpha-tocopherol）佔 1%

α 硫辛酸（lpha lipoic acid）佔.25%

甲基硫醯甲烷（MSM）佔 1-2%

維生素 C 酯（Ascorbyl palmitate）1%

白藜蘆醇

白藜蘆醇（resveratrol）是在葡萄皮、紅酒、花生與漿果中可以發現的一種天然酚類分子，隸屬於稱為二苯乙烯（stilbenes）的化合物族群。白藜蘆醇開始受到重視的主因是由於法國矛盾論（French Paradox），因為法國人的飲食習慣為高脂肪佐紅酒，但是意外地法國人罹患心血管疾病的機率卻比其他國家低。

綠茶多酚與表沒食子兒茶素沒食子酸酯
(-)-Epigallocatechin-3-gallate

綠茶（Camellia sinensis）中含有強力的抗氧化成份，能保護基因與細胞遠離氧化損害。在流行病學的觀察報告中發現，具有飲用綠茶習慣的國家，其人民罹患癌症的比例比其他國家低。此外也有針對綠茶多酚（GTP）的研究，探討其能在鼠類的光致癌樣板中減低皮膚組織發生癌症的機率，是否也可以應用在人類皮膚細胞。

薑

新鮮的薑（Zingiber officinalis）裡所含的薑酮醇（〔6〕-Gingerol）是一個具有抗氧化、誘導細胞凋亡與抗發炎特性的物質，人們也發現它能保護皮膚對抗因紫外線 UVB 而引發的皮膚疾病。惡性黑色素瘤與環氧化酶 2（COX-2）之間有所關連，而薑酮醇在此恰好可以展現化學保護的特性，抑制核因子-卡帕貝塔（NF-kappa-beta）的活動，進而控制了後續釋放環氧化酶2 的動作。除此之外，薑含有的其他物質如辣椒素化合物（vallinoids）、薑酮酚（〔6〕-paradol）、生薑酚（shogaols）與薑油酮（zingerone）等，後來也都經過研究被證實對人體細胞具有化學保護的作用。

薑黃

薑黃素（curcumin）是從薑黃（Curcuma longa）中提煉出的一種物質，而薑黃一直以來是印度咖哩中的主要香料之一。薑黃素被用來治療鱗狀上皮細胞癌（squamous cell carcinoma）、黑色素瘤以及其他形式的癌症，而這樣特殊的功效可能來自薑黃素擁有干擾多個細胞信號通路的能力。

石榴籽油

一項驗鼠類身上研究化學保護效果為主題的實驗中發現，石榴籽油（Punica granatum）是幫助對抗皮膚癌的媒介。石榴籽油中的主要成份有花青素

（anthocyanins），鞣花單寧（ellagitannins）和水解單寧（hydrolyzable tann-ins）等，這些都屬於酚類抗氧化劑，具有極佳的捕捉自由基功效。

脂肪油類

橄欖油

在老鼠身上的實驗中發現，將特級初榨橄欖油（Olea europa）塗抹在皮膚上，可以幫助使紫外線 UVB 引發的皮膚腫瘤縮小。

多元不飽和脂肪酸（Polyunsaturated）與其他脂肪酸

在好幾個研究中都有發現，從植物與水果中萃取的脂肪酸，可以用來減少黑色素細胞的數量。研究結果顯示花生四烯酸（arachidonic acid）和亞麻仁油酸（linoleic acids）是最有效能降低 S91 小鼠黑色素瘤細胞數量；而棕櫚酸（palmitic acid）對於 B16F10 小鼠黑色素瘤細胞的毒性最強。

Ω-3 脂肪酸是對抗黑色素瘤最有效的物質。因為二十二碳六烯酸（DHA）這種Ω-3 多元不飽和脂肪酸能抑制人類轉移性黑色素瘤細胞的增生。研究報告顯示，補充富含Ω-3 脂肪酸的魚油，可以保護肌膚降低紫外線輻射（UVR）所造成的損害。

芝麻油與葵花油：芝麻酚（Sesamol）

芝麻籽（Sesamum indicum）自古以來在印度的傳統療法阿育吠陀（Ayurvedic）中就是眾所週知的極佳療癒媒介。而芝麻油中的特定脂肪酸，包括亞麻仁油酸（linoleic acid）和油酸（oleic acid），對於黑色素瘤細胞也都具有獨特的抗癌功效及細胞毒性。近年來的研究中發現，芝麻油與葵花籽油中的芝麻酚（sesamol）擁有極佳的化學保護力以及強力清除自由基的活性。該實驗中更展現了芝麻酚能減少實驗用鼠身上 50% 的皮膚乳頭狀瘤（papillo-mas）。

第 12 章

化療引起反胃及嘔吐感的處理方法

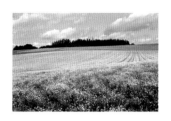

> 我們不會摧毀這片土地，因為這裡是藥草生長的地方，留下它就能幫助我們治癒他人。
>
> ～湯瑪斯・阿圭勒（Tomas Aguilar）
> 史帝夫・沃（Steve Wall）所著《影子捕手》

　　本章要呈現的主題是潘・泰勒醫師所建議，用精油來舒緩化療所產生副作用的處理方法，特別是嘔吐與反胃感（CINV）。化療患者中約有30到90%的人會經歷噁心與嘔吐這兩種主要的副作用，取決於所使用的化療藥物。化療產生的副作用可能會持續很久而且激烈到患者往往無法忍受而放棄或是只接受部分療程。泰勒醫師的建議適合給想要照顧正在接受傳統癌症治療的朋友或家人的對象，即使在絲毫不了解芳香療法的狀況下，這些來自執業自然療法醫師的建議也能給予身邊的癌症患者簡單又有效的芳療配方或療程，幫助紓緩化學治療帶來的不適。

化療引起噁心與嘔吐反應的各種階段

　　化療引起的噁心與嘔吐（CINV）的急性反應會在化療做完後的頭 24 小時之內出現。延遲反應則會在過了頭 24 小時之後，到第 96 小時出現。而有些病患可能因為前一次化療後的噁心嘔吐情型控制得不好，導致噁心與嘔吐的副作用變成一種制約反應。如果能打破這些副作用的反射／反應週期，就能幫助預防或減輕這些副作用。在症狀發展的過程中，我們或許可以透過使

用精油來達成以上目標。

根據潘‧泰勒醫師的建議，精油的外用與吸入法是很有效的，尤其是當患者因為劇烈的噁心症狀，而無法下嚥任何食物的時候。在患者不適的部位直接塗抹單方或複方精油，可以幫助痙攣的肌肉放鬆。在腹部與後頸部塗抹精油，可以幫助改善噁心感。當患者出現腹部痙攣或腹絞痛時，可以塗抹在腹部或是下背部。迅速地將精油從頭到腳抹在身上抹開時，即便這是一種比較間接地用油方法，但仍然能給予快速疏解不適的效果。在要開始為化療副作用受苦的病人準備精油療程時，要記得都從小量精油開始，並且劑量必須在每位顧客所能承受的舒適度與耐受度內進行。

要記得，精油很快就會被人體代謝排出。倘若患者的噁心嘔吐感很嚴重或持續不停，就要更經常重複使用以維持真正效應，並且可以避免不適症狀再度發生。

噁心與嘔吐的發作途徑

化學接收器觸發區（CTZ）與嘔吐中樞就坐落於大腦的延腦，剛好是腦幹的下半部連接骨髓與小腦的區域，這個區域正是腦部的運動控制中心。當化療的藥物刺激到化學接收器觸發區時，會觸發許多神經傳導的訊號沿著第五、七、十以及十二對腦神經，送至胃部與橫膈膜和腹部，導致反蠕動現象（即嘔吐）。噁心反胃感是身體察覺到嘔吐中心的刺激時所產生的反應。

化療藥物會刺激人體腦部與消化系統中的化學受體，其中也包含了神經傳導物質乙醯膽鹼（acetylcholine）的受體。抑制乙醯膽鹼的接收，有助於防止位於嘔吐中樞的受體們接受刺激，降低化療引起的噁心及嘔吐感發生的機率。此外，減少或抑制胃部與腸道的痙攣也可以預防或減低嘔吐發生的頻率。

化療藥物與放射線治療也會透過內襯於內臟中的粘膜釋放血清素（sero-tonin），進而觸發到周邊神經及傳入神經來引起嘔吐反應。

傳統止吐劑

主流醫學試圖用更多的藥物來控制化療引起的噁心嘔吐感，例如：吩噻嗪類（phenothiazines）的氯丙嗪（chlorpromazine）、糖皮質激素（corticosteroids）、氟哌啶醇（haloperidol）、氟哌利多（droperidol；屬於多巴胺 2 或 D2 拮抗劑，會影響人體運動控制），以及能降低腹部肌肉收縮程度的血清素第三型受體拮抗劑與 NK-1 受體拮抗劑。

精油對化療引起噁心嘔吐感的效果

精油可以透過抑制乙醯膽鹼達到減輕或舒緩噁心與嘔吐的反應，進而避免傳統藥物伴隨而來、令人感到極度不適的副作用。精油能透過下列幾種方式幫助控制化療引起的噁心嘔吐感：

一、舒緩傳統化療藥物帶來的副作用

二、作為舒緩劑的主要媒介

三、降低傳統化療藥物的使用劑量

四、協助打破副作用的反射反應循環

要能幫助我們控制化療所帶來的不適症狀，我們所選擇的精油至少要符合下列一至兩種條件：抗痙攣、驅風、安撫、鎮靜、調節神經系統等特性。

- 抗痙攣類型的精油有薑、歐薄荷與洋甘菊。
- 驅風類型的精油能幫助降低或預防腸道產生氣體，代表的精油有荳蔻、洋甘菊、薑、歐薄荷、茴香與肉桂。
- 具有鎮定、寧神與調理神經系統特性的精油有洋甘菊、薰衣草、檸檬，花梨木和岩蘭草。

德國洋甘菊的禁忌

德國洋甘菊（Matricaria recutita）其實並沒有什麼禁忌症。在少數個案中，有的人可能還是會對德國洋甘菊產生一些反應，通常都是皮膚疹。不過羅馬洋甘菊（Anthemis nobilis）也會發生雷同的案例。關於洋甘菊精油造成過敏的話題在芳療界中一直受到爭議，因為如果深入調查洋甘菊造成皮膚過敏的原因，有時候會發現實際的過敏原其實是其他因素。而容易引發皮膚過敏反應的洋甘菊精油，也大多數都是來自大量工業化生產的商品。

下列精油特別適合幫助癌症患者的消化道護理。

荳蔻（*Elettaria cardamomum*）

荳蔻的精油中含有對乙醯膽鹼具拮抗作用的龍腦（borneol），能有效攔阻誘發噁心與嘔吐的反應路徑。它能預防腸道中氣體的產生、舒緩疼痛、幫助放鬆，特別是腸道容易痙攣者、提振胃的消化機能，並且對支氣管與肺部具有良好的祛痰功效。它也很適合用來處理伴隨著疼痛的腹瀉狀況。

荳蔻與大多數的精油一樣具有基本抗感染的功效，能有效抑制金黃色葡萄球菌、大腸桿菌以及白色念珠菌的活動。

德國洋甘菊（*Chamomila recutita*）

德國洋甘菊具有良好的抗發炎特性：它能透過影響花生四烯酸的代謝途徑，抑制其過程中產生前列腺素而導致的發炎與疼痛反應。德國洋甘精油中的母菊藍烯（Chamazulene）能抑制發炎反應，而芹菜素（Apigenine）是具有抗氧化特性的生物類黃酮（bioflavonoid），能幫助清除人體內的自由基；α-沒藥醇（Alpha bisabolol）則擁有極佳的抗痙攣功效，並能有效防止潰瘍的形成。

德國洋甘菊對是人體消化系統極佳的滋補劑，能有效紓緩痙攣與腸絞痛類的疼痛、預防或是減少氣體在腸道的生成、促進發炎的潰瘍或內臟組織修復，還能減少疤痕組織的形成。而它在情緒層面也具有良好的鎮靜安撫效果。德國洋甘菊的精油能減緩肥大細胞脫顆粒（mast cell degranulation）的狀況，防止組織胺釋放，進而減輕發炎與一般的過敏反應。

除此之外，德國洋甘菊還具有解熱、清潔與針對化膿性鏈球菌（Streptococcus pyogenes）的抗菌特性，化膿性鏈球菌可以造成喉嚨痛、膿疱（impetigo）、丹毒（erysipelas）、橘皮組織（cellulite）、壞死性筋膜炎（necrotizing fasciitis）、中毒性休克症候群（toxic shock syndrome）與肌炎（myositis）等病症的病原體。洋甘菊對其他病菌，如金黃色葡萄球菌（Staphylococcus aureus）、枯草芽孢桿菌（Bacillus subtilis）與真菌等所造成的感染有很好的對抗效果。

薑（*Zingiber officinalis*）

薑與荳蔻同屬薑科（Zingiberacea）的家族，因此兩者享有雷同的治療屬性。薑精油能抑制環氧化酶 2 與其他內生性介質誘發的發炎反應，有效紓緩疼痛並減輕發炎症狀。薑也能抑制腸道產生多餘的氣體與提振胃部的消化機能、鎮咳，並且能祛除堆積在肺部與支氣管的痰液。薑也能幫助驅除疲勞，是有效的天然抗痙攣劑，其促進排汗的特性也能用於退燒。薑是一支作用溫和又有效的精油，小孩與老人都能安心使用。

在心血管系統裡，將能減少血小板的聚集作用，降低血栓發生率（可參考側欄「薑的禁忌」）。薑也能調節心臟肌肉的收縮，幫助心臟的律動正常化。薑精油可以幫助減輕化療與與手術後所引起的的噁心與嘔吐反映。薑精油本身也是有效又天然的利膽劑，可以促進肝臟分泌膽汁。它還能幫助降低血脂，降低膽固醇與幫助三酸甘油脂分解，以及阻止位於消化系統的潰瘍的形成。

薑是一支具有抗微生物、利尿、鎮痛與抗氧化特性的精油，能改善偏頭痛發生的頻率與劇烈度。薑精油還能激勵肝臟第二階段的解毒作用，幫助降

低人體內的肝臟與肺臟受到氧化的侵害，以及更快地排除體內的毒素與藥物，對於正在接受化學或放射線治療的癌症患者有著良好的助益。

薰衣草（*Lavandula angustifolia*）

薰衣草精油具有抗發炎、鎮痛、抗痙攣與驅除腸道氣體等特性。能促進受損的皮膚與腸道組織的療癒，也能處理燙傷或抑制疤痕的形成。在眾多病原體中，薰衣草精油對金黃色葡萄球菌、肺炎雙球菌（Diplococcus pneumoniae）、大腸桿菌、β-溶血性鏈球菌（Beta-hemolytic strep）與克雷白桿菌（Klebsiella）的抵抗作用特別好，同時也能對抗真菌的感染，可用於治療白色念珠菌感染與香港腳。

薰衣草精油是天然的肌肉放鬆劑，能幫助降低血壓與改善心搏過速的狀況（一般均每分鐘心跳約在 80 下左右，超過 100 下者可稱為心搏過速）。另外它還有溫和的抗凝血特性。薰衣草可以減輕焦慮，很適合用來改善失眠，與洋甘菊精油搭配使用可以舒緩痙攣性咳嗽。

檸檬（*Citrus limon*）

檸檬精油具有鎮靜以及和其他柑橘類精油一樣的抗憂鬱特性。它能驅除腸道的氣體、提振與調理消化系統的機能，以及抗痙攣和幫助祛痰的功效。

檸檬精油中的檸檬烯（limonene）為這支精油帶來強勁的抗菌、清潔，以及抗病毒特性。在心血管系統中它能降低微血管的通透性，進而預防瘀青形成並降低出血情形。檸檬精油也有助於血壓下降，與薰衣草及洋甘菊精油共同使用可以改善失眠。檸檬精油對肝臟與腎臟具有良好的調理作用，能幫助疏通這兩個排毒器官的組織。

精油之旅

薑：蒸餾萃取與二氧化碳萃取

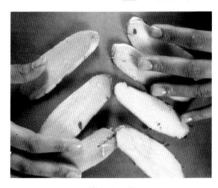

薑根切片

薑被描述為有效的驅風劑與性機能的調理劑。它的精油來自位於地下的莖，它絕大部份的香氣是來自於其精油，而薑特有的辛辣口感則是源自於薑辣素（gingerol）與生薑酚部份（shogaol moiety）的非揮發性苯基丙烷衍生物。

根據國際標準化組織（ISO）的規定，只有透過蒸餾或是冷壓萃取的精油才能通過認證，儘管如此，近年來採用二氧化碳（CO_2）萃取法的芳香植物開始變得越來越受歡迎。同一株植物，使

用蒸餾法與二氧化碳萃取法所得到的精油，通常會擁有不同的化學結構與組成，正好反映了其萃取方式的差異性。蒸餾法必須透過高溫將精油的芳香分子蒸散後再重新蒐集，而二氧化碳萃取法則是藉由芳香植物在指定介質（如超臨界二氧化碳）中的溶解而得。二氧化碳也會把精油中親脂性的分子萃取出來。除此之外，二氧化碳萃取法也能將蒸餾精油中所缺乏的極性水溶成份萃取出來使用二氧化碳萃取法的薑就是這個現象最好的例子。因為薑的口感裡辛辣的元素如薑辣素與生薑酚只有在二氧化碳萃取物裡找到，並且賦予這種精油針刺般的皮膚使用感受。而蒸汽蒸餾的薑精油則是溫暖、溫和且柔順，並沒有尖銳的氣味成份。相較於二氧化碳萃取物，薑的精油更適合塗抹在肌膚上。

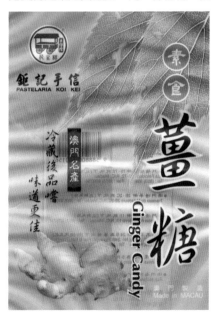

圖片中是購自澳門的薑糖，在當地是非常有名的特產。就連來自鄰近地區的香港遊客在賭場遊玩時，也不忘要購買這些薑糖。

歐薄荷（*Mentha x piperita*）

　　歐薄荷精油具有舒緩疼痛、預防腸道氣體生成、鬆動黏液、疏通鼻竇阻塞並改善或預防噁心與嘔吐等特性。它同時具有抗痙攣（藉著薄荷醇分子對體內鈣離子的作用）、利膽（促進膽汁從膽囊流進十二指腸的效率以促進消化）、驅風、消毒、陣痛與發汗（促進排汗）等功效。

　　這些歐薄荷的綜合療效使得它能有效舒緩噁心反胃感、嘔吐、脹氣與消化道的肌肉痙攣。它還能調理人體的肝臟、心臟、胃與胰臟等器官。而在心理層面上，歐薄荷精油也能提振精神，並且帶有一點抗憂鬱的效果。

　　歐薄荷是一支具有抗病毒、抗瘧疾、抗真菌與一般抗感染特性的精油。它特別對枯草芽孢桿菌（Bacillus subtilis）、白色念珠菌（Candida albicans）、肺炎雙球菌（Diplococcus pneumoniae）、大腸桿菌（E. coli）、β-溶血性鏈球菌（Beta-chemolytic streptococcus）、克雷伯氏菌（Klebsiella）、結核分枝桿菌（Mycobacterium tuberculosis）、變形桿菌（Proteus）、綠膿桿菌（Pseudomonas aeruginosa）、以及金黃色葡萄球菌（Staphylococcus aureus）等病原體的活動有良好的抑制作用。

　　由於歐薄荷精油的效用較為強勁，建議少量使用為佳。例如用在嬰兒與七歲以下的孩童，以及體質虛弱的老年人身上時，每一盎司（約 2 茶匙／30ml）的基底油中加入一到兩滴的精油即可，而成人與七歲以上的孩童則可以在每盎司的基質中，加入兩到三滴的薄荷精油。

精油針對皮膚療癒的多方功效

　　精油也可以用來改善輻射灼傷的問題，這也是傳統癌症治療的另一種副作用。以下的配方來自於潘·泰勒醫師，和她的其他建議配方一樣，都是能讓一般使用者能在需要的時候就能容易預備的好用配方。

歐薄荷的禁忌

當遇到橫膈裂孔疝氣（hiatal hernia）的患者時要特別小心，因為歐薄荷精油可能會使食道括約肌放鬆，讓食道逆流的狀況更為嚴重，可能會導致逆流性食道炎（GERD）。

歐薄荷與其他藥草或其他帶有通經（emmenagogues；刺激或增加經血排放）特性的精油在傳統上都是以更低劑量的方式使用，副作用一般來說都很少，甚至完全不用擔心。不過，還是有一些在美國執業的藥草治療師與芳療師，對於懷孕期間使用歐薄荷精油都懷有疑慮，擔心在懷孕期間使用具有通經效果的歐薄荷會為孕婦帶來危險（但是潘‧泰勒醫師倒覺得他們有點反應過度了）。無論如何，如果想在妊娠期間使用歐薄荷，最保險的辦法還是先向受過專業訓練的藥草治療師與芳療師諮詢後再做出決定。

然而，歐洲的治療師們正式地將「通經劑（emmenagogues）」與「墮胎劑（abortifacients）」這兩者區分開來－通經劑是指能促發下一次正常（但是是延遲的）月經來潮的藥草或精油；而墮胎劑則是可能會造成懷孕中的婦女流產的危險物質。會造成墮胎的藥草或精油多半潛在地帶有極高的毒性副作用，因為要能達成墮胎的程度必須要攝入非常大量的藥草或精油才行。使用這類物質墮胎後可能會傷及體內的重要臟器，嚴重者腹中的胎兒與母親都會死亡。因此墮胎劑的藥草不僅危險，他們的效果也不太可靠。

歐薄荷會抵消某些順勢藥方的效果，尤其是鈉鹽類（Natrum）的物質，如氯化鈉（Nat. Mur）、磷酸鈉（Nat. Phos）與硫酸鈉（Nat. Sulph）等等。對於已經在進行順勢療法療程的人，欲使用歐薄荷精油前建議先尋求順勢療法醫師的建議與評估。在一般的狀況下，同時使用純正且精挑細選過的精油與順勢藥物是完全沒有問題的。

建議配方

放射線治療後的皮膚照護配方，

可促進皮膚癒合、淡化疤痕與舒緩輻射帶來的灼傷

在四盎司的維他命 E 乳霜中加入：

5ml（一茶匙）的蓖麻油

5ml（一茶匙）的瓊崖海棠油（Calophyllum inophyllum；可自由選擇是否添加）

5ml（一茶匙）的金盞花萃取液（Calendula succus）

20 滴 薰衣草精油

10 滴 天竺葵精油

5 滴 永久花精油（可自由選擇是否添加）

5 滴 乳香精油（可自由選擇是否添加）

4 滴 月桂精油

4 滴 胡蘿蔔籽精油（可自由選擇是否添加）

以上成份混合均勻後適量地塗抹於患處，每日使用四到六次。

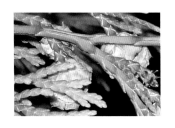

第 13 章

芳香療法與癌症

如果科學家們再喜歡這樣搞，終有一天人性在豐盛的食物中餓死。

～亞瑟‧赫馬仕（Arthur Hermes）

艾爾森與培弗利的新突破

查爾斯‧艾爾森與丹尼斯‧培弗力的突破性研究報告收錄在 2000 年第四屆芳香療法研討會─精油的治療應用，「精油與癌症」的會議錄中。

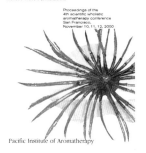

Essential Oils
and Cancer

Editor Kurt Schnaubelt

Proceedings of the
4th scientific wholistic
aromatherapy conference
San Francisco,
November 10, 11, 12, 2000

Pacific Institute of Aromatherapy

癌症是世界上最令人害怕的疾病之一。雖然人們在科學方面一直力求突破，而治療癌症的方式也越來越進步，但是不幸地人們對治療癌症的過程依舊恐懼。在過去，精油對治療癌症的可用性一直沒有什麼機會被認可。直到近年來才逐漸解除過去對精油幫助疾病的質疑。

精油與癌症：起點

儘管在眾多的製藥公司中沒人有興趣將注意力放在精油上，但早在 1990 年代就有人開始對精油中的萜類成份，進行抗腫瘤特性的重要學術研究。紫蘇醇（Perillyl alcohol）是與檸檬烯具有高度關連性的一種萜醇，在臨床的試驗下發現具有抗乳癌的特性。在美國已經有人開始向政府要求授權以萜類化合物治療癌症的許可。而太平洋芳香療法學院（PIA）則在西元兩千年舉辦了「精油與癌症」為主題的研討會，在研討會上兩名對此領域有重要貢獻的查爾斯‧艾爾森（Charles Elson）與丹尼斯‧培弗利（Dennis Peffley），為大家報告在美國衛生研究院

老祖母的智慧箴言與西方科學的研究結果一樣：在飲食中充分地攝取豐富的蔬菜與水果，是幫助我們保持健康與遠離癌症的不二法門！

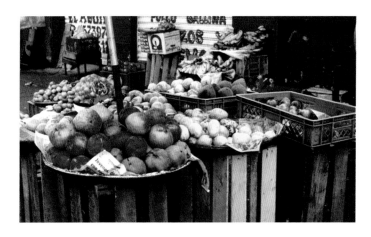

（NIH）贊助下的研究成果。

　　在他們的抗癌報告中發現，若是在飲食中攝取多元豐富的萜類化合物，也就是飲食中含有豐富蔬菜與水果的人，能明顯降低罹患癌症的機率。而同樣有趣的是，這樣的飲食習慣也是多年來降低罹癌風險的唯一因素，因為健康食品業所提倡的大量攝取維生素 E 或胡蘿蔔素等看似健康的行為，實際上對遠離癌症是沒有太大幫助的。

固醇不敏感的羥甲基戊二酸單醯輔酶 A 還原酶

　　精油能透過多種機轉抑制腫瘤生長。我們在這裡簡短描述一個由艾爾森與培弗利所研究的，有羥甲基戊二酸單醯輔酶 A 還原酶（HMG CoA reductase）參與的機轉。要弄懂這個機轉，我們必須先了解膽固醇對細胞膜的重要性。膽固醇是一種 3D 立體分子——一種類固醇——而且必須從它特定的分子結構以一定的方式轉化而成。這樣嚴格的轉化方式使得膽固醇分子能協助形成具功能性的細胞膜。要是沒有膽固醇分子，新的細胞便無法形成，而沒有新的細胞就沒有組織再生的可能。

　　在正常新陳代謝的情況下，當體內膽固醇含量足夠時，身體會停止繼續製造。在典型的反饋迴路下，多出來的膽固醇會通知羥甲基戊二酸單醯輔酶 A 還原酶，一旦膽固醇含量夠了之後就立即停止進行合成。在細胞生物學的

萜烯分子的專利

這是美國政府對「單萜烯、倍半萜烯、雙萜烯用於癌症治療」所持有的專利證明封面。所以這個專利存在的事實並不一定代表這上面任何所提及的療效都會有效，特別是因為這項專利當初是早期跟著一系列研究所撰立的。然而，之後做的臨床實驗倒是挺成功。每一項相關實驗都很容易在網路上查到，但直到 2002 年之後就幾乎再也沒有這個領域的實驗報告出現了。

US005602184A

United States Patent [19]

Myers et al.

[11] Patent Number: 5,602,184

[45] Date of Patent: Feb. 11, 1997

[54] **MONOTERPENES, SESQUITERPENES AND DITERPENES AS CANCER THERAPY**

[75] Inventors: **Charles E. Myers**, Rockville; **Jane Trepel**, Bethesda; **Edward Sausville**, Silver Spring; **Dvorit Samid**, Rockville; **Alexandra Miller**, Hyattsville; **Gregory Curt**, Rockville, all of Md.

[73] Assignee: **The United States of America as represented by Department of Health and Human Services**, Washington, D.C.

[21] Appl. No.: **25,471**

[22] Filed: **Mar. 3, 1993**

[51] Int. Cl.⁶ H61K 31/045
[52] U.S. Cl. 514/739
[58] Field of Search 514/739

[56] **References Cited**

U.S. PATENT DOCUMENTS

5,243,094 9/1993 Borg 568/822

FOREIGN PATENT DOCUMENTS

0285302	10/1988	European Pat. Off. .
0393973	10/1990	European Pat. Off. .
2270544	11/1987	Japan .
3098562	4/1991	Japan .
9218465	10/1992	WIPO .

OTHER PUBLICATIONS

Crowell, P. L., et al., "Human metabolism of orally administered d–limonene," *Proc. Amer. Assoc. Cancer Res.*, vol. 33, p. 524, No. 3134 (Mar. 1992).

Crowell, P. L., et al., "Selective Inhibition of Isoprenylation of 21–26–kDa Proteins by the Anticarcinogen d–Limonene and Its Metabolites," *J. Biol. Chem.* 266(26):17679–17685 (Sep. 15, 1991).

Elegbede, J. A., et al., "Regression of Rat Primary Mammary Tumors Following Dietary d–Limonene," *JNCI* 76(2):323–325 (Feb. 1986).

Wattenberg. L. W., et al., "Inhibition of 4–(methylnitrosamino)–1–(3–pyridyl)–1–butanone carcinogenesis in mice by D–limonene and citrus fruit oils," *Carcinogenesis* 12(1):115–117 (1991).

"d–Limonene, an Anticarcinogenic Terpene," *Nutrition Reviews* 46(10):363–365 (Oct. 1988).

Elson, C. E., et al., "Anti–carcinogenic activity of d–limonene during the initiation and promotion/progression stages of DMBA–induced rat mammary carcinogenesis," *Carcinogenesis* 9(2):331–332 (1988).

Webb, D. R., et al., "Assessment of the Subchronic Oral Toxicity of d–Limonene in Dogs," *Fd Chem. Toxic* 28(10):669–675 (1990).

Maltzman, T. R. et al., "The prevention of nitrosomethylurea–induced mammary tumors by d–limonene and orange oil," *Carcinogenesis* 10(4):781–783 (19890.

Carter, B. S., et al., "*ras* Gene Mutations in Human Prostate Cancer," *Cancer Research* 50:6830–3832 (Nov. 1, 1990).

Isaacs, W. B., et al., "Genetic Changes Associated with Prostate Cancer in Humans," *Cancer Surveys* vol. 11 (Prostate Cancer), 15–24 (1991).

Casey, P. J., et al., "p21ras is modified by a farnesyl isoprenoid," *Proc. Natl. Acad. Sci. USA* 86:8323–8327 (Nov., 1989).

Primary Examiner—Jerome D. Goldberg
Attorney, Agent, or Firm—Townsend and Townsend and Crew LLP

[57] **ABSTRACT**

The invention provides methods of treating cancer including administering an effective amount of selected terpenes to a mammal having the cancer when the cancer is prostate cancer, colon cancer, astrocytoma, or sarcoma. The terpene is selected from the group consisting of a cyclic monoterpene, a noncyclic monoterpene, a noncyclic sesquiterpene and a noncyclic diterpene. The invention also provides a method of sensitizing a cancer to radiation including administering an effective amount of a terpene to a mammal having the cancer wherein the terpene is selected from the group noted above. Additionally, the invention provides methods of inhibiting the growth of cancer cells including applying an effective amount of a selected terpene to the cancer cells which are cells of prostate cancer, colon cancer, osteosarcoma, or glioblastoma.

19 Claims, 13 Drawing Sheets

專業術語裡，我們稱這個還原酶是「固醇敏感（sterol sensitive）」。只要當體內膽固醇含量足夠，它就立刻停止。

艾爾森和培弗利對這個機轉的關聯很感興趣，尤其是當他們注意到一個重要的巧合：腫瘤細胞的羥甲基戊二酸單醯輔酶A還原酶與健康細胞的不同，可是卻和真菌的相似。更進一步解釋，讓我們先花點時間對真菌了解多一些。在真菌裡，羥甲基戊二酸單醯輔酶 A 還原酶的運作與在所有其他生物體內一樣─它能製造有助於細胞膜穩定性的類固醇分子─但是做法稍有不同。由於真菌生物通常以爆炸性的生長方式將它們的宿主變成殖民地，它們早就知道應該要製造大量的新細胞，而且是一夜之間製造出來。於是，將新細胞所需、能穩定細胞膜的類固醇（例如膽固醇）合成作用關掉並不是問題。並且反而越這樣越好。這或許正是為何真菌

芳療貢獻者

安-瑪麗·基浩德-羅勃的研究

精油用於治療癌症具有極高價值的論點，透過一位法國醫師，安-瑪麗·基浩德-羅勃（Ann-Marie Giraud-Robert）在 2009 年的第七屆科學芳香療法大會上，針對精油、癌症、退化性疾病及自體免疫疾病等主題所發表的研究而得到了立即的廣大迴響。超過 1800 位已接受對抗性治療，同時也接受精油治療的癌症病人，比得到同樣相對癌症卻只接受對抗性治療的病人擁有明顯更高的存活率。這些觀察對於肺癌、大腸癌、子宮和乳房相關癌症，以及所有其他我們所觀察到的癌症，都是肯定的。

基浩德-羅勃醫師使用精油主要是降低主流醫學治療方法所造成使人衰弱的副作用。這些副作用可以嚴重到甚至連主流醫藥的運用都會被受限。令人爭論的點在於降低這些正統療法所帶來的副作用能讓病人更能容忍這些療法，使得最後的效果也變得比較好。

的羥甲基戊二酸單醯輔酶 A 還原酶─除此之外也與植物和哺乳動物體內的同類酵素結構極為相似─是「固醇不敏感」的眾多原因之一，意思就是，當類固醇分子含量過多時，該酵素並不會停止運作。然而，植物也早已知道精油萜烯分子可以停止這個酵素的運作。植物萜烯分子能藉由關掉真菌的類固醇合成作用來抑制真菌生長，進而抵抗真菌的侵擾。

當艾爾森和培弗利觀察到腫瘤細胞的固醇不敏感羥甲基戊二酸單醯輔酶 A 還原酶與真菌的相似時提出了結論，認為就像精油在植物體內能抑制真菌繁殖一樣，或許精油成份也能抑制腫瘤細胞的繁殖。要更深入了解精油改變羥甲基戊二酸單醯輔酶 A 還原酶活性的能力與精油對腫瘤生長的影響，可參

潘蜜拉．克洛威爾的研究
－飲食中單萜烯分子對癌症的預防與治療

任職於印第安納大學生物系的潘蜜拉．克洛威爾（Pamela L. Crowell）是研究單萜烯與倍半萜烯分子抗腫瘤效果領域的另一位頂尖研究專家。以下從一篇她所評論的研究文獻中摘錄的文字能讓讀者對於這方面研究的溝通模式與原型有所概念。

單萜烯分子是在柑橘類果實及其他植物的精油中所找到的非營養膳食性成份。這些膳食性單萜烯分子中有好幾種具有抗腫瘤活性。舉例來說，佔甜橙精油 90%以上的右旋檸檬烯（d-lim-onene）分子，對於鼠類乳房、皮膚、肝、肺以及賁門的癌症具有化學預防的特性。

同樣地，其他膳食性單萜烯分子若在癌症初始期餵食的話，對於鼠類乳房、肺以及賁門的癌症也會具有化學預防特性。此外，紫蘇醇（perillyl alcohol）對於老鼠的肝癌也有增生期的化學預防功效，牻牛兒醇（geraniol）對於鼠白血病細胞也有體內抗腫瘤的功效。紫蘇醇和右旋檸檬烯同時也對鼠類乳房和胰臟腫瘤具有化學治療功效。因此，它們的癌症化學治療效果正在進行第一期臨床實驗。單萜烯分子的數種作用機轉可能是其抗腫瘤功效的主要促成原因。檸檬烯（limonene）與其他單萜烯分子在乳房癌病變初始期的阻礙性化學預防效果很可能是因為第二期致癌原代謝酵素的誘發所引起，造成致癌原的解毒作用。

在後初始期間，單萜烯分子的腫瘤抑制化學預防功效可能因為細胞自毀機制的引發，或細胞生長調節蛋白轉譯後異戊二烯化的機制受到抑制而達成。以單萜烯分子來做化學誘導的乳房腫瘤的化療會導致伴隨甘露糖-6-磷酸受體/類胰島素生長因子-2 受體（mannose-6-phosphate/insulin-like growth factor II receptor）和轉化生長因子β1（transforming growth factor β1）表現增加的腫瘤再分化。所以，單萜烯分子在癌症的化學預防與化學治療上，似乎要透過多重機轉的作用才行。

總括來說，多種的膳食單萜烯分子已展示出對於癌症化學預防及化學治療的功效。而現在，單萜烯分子的研究已經進行到化學治療特性的人體臨床實驗了。

單萜烯分子也擁有許多理想的化學預防劑的特性，包括有效抗腫瘤功效、商品可獲得性、低成本、口服生物可利用率和低毒性等等，使得人們開始考慮拿它們來做人類癌症化學預防的測試。

岑夊爾森與培弗利所著「精油與癌症」一文，刊載於 2000 年第四屆精油治療應用與芳香療法大會活動記錄。

癌症療程裡的精油應用：時機與理由

運用精油舒緩與癌症相關的症狀一直是許多身懷熱情的芳療使用者們所重視的一環。而效益的承諾與可能造成的傷害比好處多的擔憂（因為精油成

份可能產生討厭的藥物交互作用），往往是互相抵抗的。而這些擔憂現在已經被基浩德-羅勃的研究結果解決了。她的研究顯示，使用精油同時加上對抗性療法的病人，其預後都有顯著的進步。

基浩德-羅勃建議芳香療法應該被視為「後援照護（backup care）」的一部份。「後援照護的用意在於確保在生命中的每一刻，病人在身體、心理和社會層面都盡可能擁有最佳的生活品質。在腫瘤科裡，療程目標永遠都是雙重的，一個是嘗試治癒疾病，另一個則是盡可能維持病人的生活品質。」維持生活品質並不容易，因為主流醫學的治療方法不止會攻擊癌化細胞，同時也會攻擊到健康的細胞，而副作用更是幾乎無法避免。基浩德-羅勃的工作是此領域首屈一指的研究，清楚地示範了精油治療是最適合病人在任何一個生病階段保障他生活品質的方法。

認識芳香療法

芳香療法的改革創新

2009 年所舉辦，以精油、癌症、退化性疾病與自體免疫疾病為主題的第七屆科學芳香療法大會重新拾起已經遭人們遺棄、90 年代的研究所遺留下來的珍貴知識與話題。

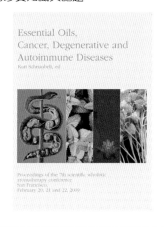

大傷元氣的主流醫學癌症治療方法所帶來的副作用包括：過度鎮靜、焦慮和嚴重煩亂不安。也可能出現非常不愉悅的肌肉顫抖或受損，或是導致出現手腳不靈活、難以掌控、行動困難及缺乏協調感等失控的肌肉張力。化療所引起非常明顯的副作用也包括嘔吐、噁心反胃感、感染機率增加，以及血液毒性和肝毒性等。

基浩德-羅勃總結時指出，精油療程改善生活品質的方式不但透過減少癌症藥物所引起的副作用，同樣重要的是精油能藉由提振身體天然防禦機制，並且將毒素從肝臟和腎臟排除。因著精油療程的加入，許多傳統治療方法的效果都有增加的現象，進而或許能促進病人的存活機會。根據基浩德-羅勃的說法，芳香療法可以在下列癌症的所有階段使用，並且帶來正面效益：

- 手術前或手術後

- 化療療程過程中 與 療程之後

- 放射治療（radiation therapy）療程過程中

- 免疫療法（immunotherapy）療程過程中

- 荷爾蒙療法（hormonotherapy）療程過程中

- 舒適照護（comfort care）過程中

癌症照護的多效作用

精油的多效本質（見第 3 章）是癌症照護最終極的好處。症狀的許多層面與相關不適只要透過一種天然物質就可改善。大部份的精油都具有多重好處與療效，包括對抗具感染性的生物體：降低次級感染與機會感染的可能。它們也能藉由鎮靜、解痛、阻塞、助咳、組織療癒、淡疤，以及成為溫和的抗憂鬱劑和幫助提升食慾。

本章中接下來的建議都是基浩德-羅勃博士在她的研究中提出的.

適合癌症的精油

有些精油特別適合與傳統癌症治療並行使用，所以在此介紹它們。

桉油樟 Ravintsara（*Cinnamomum camphora*）

桉油樟能減輕身體和精神上的無力感，進而幫助病人做決定並重拾自信。它也能在療程過程中對抗憂鬱。桉油樟具有鎮靜效果，增進睡意並能改善睡眠品質；它能減輕焦慮感。它的抗病毒與大致上改善免疫反應的特性能顯著降低在化療過程中的感染機率。桉油樟也能減輕大部份干擾素治療的副作用，包括憂鬱、失眠、肌肉疼痛和疲勞。它能降低乳癌所使用、抗芳香酶類型的抗荷爾蒙治療所引起的關節疼痛與僵硬。在傳統治療的最後，它還能提振病人的免疫系統。

格陵蘭苔 Greenland Moss（*Ledum groenlandicum*）

格陵蘭苔對於降低化療期間的嘔吐與反胃感非常有效；它能降低因病理引起上升的轉胺酶與γ-麩胺醯轉移酶（gamma-GT enzymes）指數。顯然它也能透過引發細胞自毀展現其抗腫瘤劑的效果。在正統治療後，它也能有效排

除肝臟與腎臟裡的毒素。

義大利永久花 Everlasting
(*Helichrysum italicum*)

義大利永久花精油在手術後降低血腫情形、促進傷口癒合、預防蟹足腫瘢痕、減輕廓清淋巴結後所產生的淋巴水腫，以及預防腹腔手術造成的纖維性沾粘有極佳的效果。義大利永久花對乳房重建最有用，因為它具有抗發炎、止痛和抗水腫效果，以及消除老舊、已硬化血腫的療效。從心理層面看來，它能撫慰靈魂的「瘀傷」並且幫助處理情緒震撼的情形。

桉油醇綠花白千層 Niaouli
(*Melaleuca quinquenervia, cineole type*)

用含有綠花白千層的油按摩能減輕淋巴水腫的情形。綠花白千層能刺激免疫反應。它能預防在放射線治療過程中因放射線引起的表皮炎。它能縮短乳房重建的時間。綠花白千層有著強大的抗感染、抗細菌、抗病毒以及抗真菌的療效特性。

沒藥 Myrrh (*Commiphora molmol*)

沒藥在正統治療過程中與過程後的療效價值都一樣好。它在化療過程中與過程後將腎臟的毒素排出。沒藥會促進神經系統功能並且具有抗憂鬱的特性。它具有強大的止痛特性。沒藥透過重新平衡心理-神經-內分泌-免疫系統（psycho-neuro-endocrino-immuno system）對一個人的整體身心有著非常深刻

芳療貢獻者
薇若妮卡・葉

薇若妮卡・葉（Veronica Yap）是一位資深的淋巴引流治療師。因此她治療過許多經歷過不同種類手術的癌症病患。她同時也是一位專業的芳療師。眼見那麼多病人都需要從正統治療所帶來的壓力中得到舒緩，她將基洛德-羅勃醫師的建議與她的芳療專業整合在一起。像薇若妮卡這樣以負責任的態度探索，將科學所提出的建議轉化為芳香療法日常生活實際面的應用的治療師，令芳香療法的改革創新指日可待。

認識芳香療法
減緩嘔吐與反胃感的建議用油

單方精油包括格陵蘭苔（Ledum groenlandicum）、檸檬（Citrus limonum）、馬鞭酮迷迭香（Rosmarinus officinalis verbenone）和杜松果（Juniperus communis）；每天兩次，每次每種單方精油口服 2 滴，可以在第一天化療做完後開始，連續三到四天使用。

又全面的效果。沒藥也會引發癌細胞的細胞自毀作用。

精油與化療

化療方案會隨著腫瘤類型、生病階段、病人年齡、整體狀況與內臟缺陷而有所不同。化療的副作用可能會是急性的，而且在化療開始後數小時內就出現。它們也可能會較晚發生，可能到好幾次化療療程後才出現。這些副作用包括消化毒性、血球毒性、感染、神經毒性，以及皮膚和指甲毒性。

減輕消化毒性

嘔吐與反胃感

化療大多會引發噁心反胃感和嘔吐的情形，特別是蒽環類藥物（anthra-cyclines）和鉑鹽（platinum salts）。噁心反胃感一般皆可透過對抗性藥物減緩，例如鹽酸昂丹司瓊（Zophren）、康你適強（Kytril）、止敏吐（Emend）、舒汝美卓佑（Solumedrol），以及美托哌丙嗪（Vogalene）。當這些治療搭配上芳香療法時，甚至效果更好。他們觀察到用藥的劑量會降低，相對的副作用也會減少。

肝臟併發症

化療帶來的肝臟併發症一直經常被人們談論。不同化療藥的肝毒性很難具體說明；但是我們清楚知道的是亞硝醯脲（nitrosyl-ureas）會引發酵素崩解。

口腔黏膜的發炎（黏膜炎）

黏膜炎是常見的化療副作用。黏膜炎可能是化療藥劑的直接毒性影響，也可能是續發性免疫抑制的結果，造成該部位容易發生真菌感染。大部份的療程方案都會出現黏膜炎，但較常是用到滅殺除癌錠（methotrexate）、玫瑰樹鹼（ellipticine）、5-氟尿嘧啶（continuous 5 FU；服樂癌 Fluorouracil），以及長春花生物鹼（periwinkle alkaloids）。症狀通常侷限於口腔，但也可能擴

及整個消化道。

腹瀉與便秘

　　腹瀉也是化療過程中挺頻繁的反應，通常與 5-氟尿嘧啶（continuous 5 FU；服樂癌 Fluorouracil）、奧沙利鉑（oxaliplatin；益樂鉑定 Eloxatin），以及伊立替康（Irinotecan；抗癌妥 Campto）有關。便秘也很常見，而且成因各有不同。便秘有可能是癌症本身所引起（腫瘤就位於消化道及腹膜部位，血糖過低等因素），以及像是鴉片類藥物、化療漢相關藥品的使用也會導致。

　　事實上，抗催吐劑（有效抑制嘔吐和反胃感），特別是賜安特（setrons）這類藥物，可能是造成久久無法改善的便秘現象的原因之一。它們的角色，以及某些會令排便機制緩慢的細胞毒性藥物的角色必須被定位好，特別是長春花生物鹼系列藥物：長春新鹼（vincristine）、長春鹼（vinblastine）、長春鹼醯胺（vindesine）、長春瑞濱（vinorelbine）。與細胞毒性藥物相關的便秘通常伴隨著腹痛、反胃感及嘔吐。羅勒（Ocimum basilicum）精油能幫助排便規律正常。

降低肝毒性的建議用油

單方精油包括格陵蘭苔（Ledum groenlandicum）、檸檬（Citrus limonum）和馬鞭酮迷迭香（Rosmarinus officinalis verbenone）；每天三次，每次每種單方精油口服 3 滴，從第一天化療做完後開始，連續十天使用。這些精油通常能將已升高的轉胺酶或γ-麩胺醯轉移酶含量降低。

適合處理口腔內潰瘍的建議用油

可以將月桂（Laurus nobilis）、茶樹（Melaleuca alternifolia）、綠花白千層（Melaleuca quinquenervia）和羅馬洋甘菊（Chamaemelum nobile）精油調和，以小麥胚芽油稀釋後局部塗抹在潰瘍處，或以金盞花酊劑漱口，都是預防或舒緩潰瘍的有效方法。這些漱口配方也可以搭配傳統護理方式使用（即以 1.4% 的小蘇打製成的鹼性漱口水）。

適合恢復味覺和重拾食慾的建議用油

龍艾（Artemisia dracunculus）和月桂（Laurus nobilis）精油能幫助恢復對食物的正常味覺。

大茴香（Piminella anisum）、歐薄荷（Mentha piperita）和羅勒（Ocimum basilicum）精油都可用來提振食慾，每天使用一滴即可。

食慾不振與味覺改變

消化問題也會影響到食慾。同樣地，許多藥物會改變味覺，例如紫杉醇藥物（doxetaxel；剋癌易 Taxotere）。

降低血球毒性

血液與血液生成組織的毒性是化療成效受限最常見的因素。血液毒性一般來說在年長病人身上比較明顯，特別是有腫瘤性骨髓浸潤（腹部生長）或相關骨髓病變的病人。特定白血球的臨床指標異常的低，特別是嗜中性白血球或淋巴球，而血小板的臨床指數也非常低，或出現血紅素不足（貧血）的情形。

當中性白細胞的含量達到最低時，該指數稱為「最低點（nadir）」，通常會在化療進行到第八到十天會出現。這種嗜中性球低下（neutropenia）的持續時間和嚴重程度取決於所使用的化療藥物種類與劑量。與嗜中性球低下相關的風險就是感染相關的併發症。

血小板低下（thrombopenia）通常是嗜中性球低下發生後幾天會出現。當血小板數量掉到每立方毫升 20,000 個以下時，出血的風險會變得特別高。

化療引起的貧血是癌症相關貧血問題的延伸：即慢性消化功能不全所造成的貧血。

感染的預防以及其併發症

源自於感染的併發症一直都是腫瘤科每天必須面對的問題。這些感染的致病原因很多．癌症本身的組織損害（例如：支氣管腫瘤、頭頸部腫瘤）、與潛在病變有關的免疫防禦能力下降或是非特定問題例如營養不良、侵入性診斷或治療動作，或裝置中央靜脈導管等。化療後產生的嗜中性血求低下也會增加感染風險。

降低神經毒性

影響神經系統的毒性會侵犯到中樞神經、周邊神經和自律神經系統。影響較高層次腦部功能的症狀可能會在服用異環磷醯胺類藥物（ifosfamide；好克癌Holoxan）的病人身上觀察到，且可能會以意識混淆或精神錯亂的形態出現。

周邊神經系統（腦部及脊髓以外的神經與神經節，連接中樞神經系統與四肢和內臟器官）的症狀會在服用長春花生物鹼類藥物者身上發現到：長春新鹼-敏克瘤（vincristine）、長春鹼醯胺-癌的散（vindesine）、長春鹼-敏畢瘤凍晶（vinblastine），影響較輕的藥物包括長春瑞濱-溫諾平（vinorelbine）、太平洋紫杉醇（paclitaxel）、順鉑（cisplatin）及奧沙利鉑（oxaliplatin）。後者會在冷的影響下引起周邊和生長性症狀（由於自律神經系統失衡而引起的症狀）：例如當把手伸進冰箱裡時會出現刺痛感（感覺異常）。這也可能會在病人喝冷飲食出現喉部痙攣的反應。這些症狀，通常從末梢感覺異常開始出現，可以變得很嚴重（不論表面或深層），甚至對運動和感官器官造成不可逆的損害，特別以順鉑的影響最明顯。其他生長性症狀如便秘或喉部痙攣也已經在前面討論過。

降低皮膚與指甲毒性

造成皮膚與指甲問題的化療藥物大多為紫杉醇（taxanes）類藥物，特別

是歐洲紫杉醇（docetaxel；剋癌易 Taxotere®）以及氟化嘧啶（capecitabine；截瘤達 Xeloda®）和 5-氟尿嘧啶（5 FU）。

指甲問題

上述提到的幾種藥物會導致褐色色素沈澱、指甲畸形、指甲與甲床剝離，以及肢體末端疼痛。

手腳的皮膚問題

某些化療與標靶治療（藉由參與腫瘤生長和進展的特定分子的干擾，達到阻礙癌症的生長與擴散的目的）會導致肢體末端出現營養性皮膚問題，例如手腳症候群（又稱為肢端紅腫症 palmar plantar erythrodysesthesia）。這種症候群最早在 1974 年就有人寫過。大部份的個案（約百分之八十）中，手腳症候群都是低惡度的（根據美國國家癌症研究所制定的標準屬於第一級）。

手腳症候群的毒性分級（美國國家癌症研究所）

第一級

並不影響日常生活作息活動的輕微紅斑、腫脹或脫皮

第二級

會影響到日常生活，但不至於阻礙正常肢體活動的紅斑、脫皮或腫脹，出現直徑小於四分之三英吋的小水泡或潰瘍

第三級

會影響到走路或日常生活作息活動的水泡、潰瘍或腫脹；無法穿平常的衣服

第四級

局部或擴散的症狀，導致會限制臥床或住院的併發症

手腳症候群在化療期間會是一種對生活品質與身心有害的問題。可能造成手腳症候群的化療藥物包括氟化嘧啶（capecitabine；截瘤達 Xeloda®）、托泊替康（topotecan；癌康定 Hycamtin）、歐洲紫杉醇（docetaxel；剋癌易 Taxotere®）和太平洋紫杉醇（paclitaxel；汰癌勝 Taxol）。標靶治療藥物例如西妥昔單抗（Cetuximab；爾必得舒 Erbitux®）、埃羅替尼（Erlotinib；得舒緩 Tarceva®）、索拉非尼（Sorafenib；蕾莎瓦 Nexavar®）和舒尼替尼（Sunitinib；紓癌特 Sutent®）也是造成手腳症候群的原因。

藥物引起的痤瘡

抗血管內皮生長因子單株抗體（anti-VEGF monoclonal antibodies）或抗表皮生因子（anti-EGF）的使用已經引發新的副作用：臉部及上半身的化膿性痤瘡。這種副作用雖然被視為是代表化療有效的徵兆，但是可以用芳香療法來處理，進而避免使用到四環黴素（Doxycyclin）的處方。在化療過程中引起痤瘡的主要活性分子包括硫唑嘌呤（Azathioprine；移護寧 imurel）、氟化嘧啶（capecitabine；截瘤達 Xeloda®）和甲胺喋呤（Methotrexate；滅殺除癌 Methotrexate®，另有其他英文別名：Ledertrexate、Metoject、Novatrex）。在單株抗體成分

處理鼻出血的建議用油

岩玫瑰（Cistus ladaniferus）精油，滴2～3滴在棉花棒上使用，可以止鼻出血。

禿髮的建議用油

以下列精油：綠花白千層（Melaleuca quinquenervia）、茶樹（Melaleuca alternifolia）和意大利永久花（Helichrysum italicum）以10%濃度稀釋在植物油裡並按摩頭皮，可減緩掉髮引起令人不愉悅的感受。

適合放射線治療的綠花白千層

綠花白千層精油（Melaleuca quinquenervia）能非常有效地減輕放射線治療的某些副作用，特別是在進行照射過程中出現的副作用。

傷口和灼燙傷的建議用油

針對傷口或燒燙傷，廣藿香精油（Pogostemon cablin）、岩玫瑰精油（Cistus ladaniferus）和穗狀花序薰衣草精油（Lavandula spica）是非常有效的（不論未稀釋或已稀釋）。

適合頭頸部放射線治療的建議用油

桉油醇綠花白千層精油（Melaleuca quinquenervia CT Cineole）能幫助預防放療所引起的表皮炎。內用時，可以與金盞花酊劑、月桂精油（Laurel nobilis）、玫瑰草精油（Cymbopogon martinii）和桉油醇綠花白千層精油調和後用來漱口。

中，貝伐單抗（Bevacizumab；癌思停 Avastin®）、西妥昔單抗（Cetuximab；爾必得舒 Erbitux®）、埃羅替尼（Erlotinib：得舒緩 Tarceva®）、曲妥珠單抗（Trastuzumab：賀癌平凍晶 Herceptin）則是造成大部份痤瘡的因素。

皮膚與唇部乾燥與乾裂

5-氟尿嘧啶（Fluoro-uracite）和伊立替康（Irinotecan；抗癌妥 Campto）（FOLFIRI 方案【審訂者按：即為一種結合伊立替康＋亞葉酸鈣＋ 5 FU 的聯合用藥方案】）用於大腸癌治療時會造成帶有「蜜粉」般脫屑的皮膚乾燥現象（皮膚以粉狀大小脫落）。使用較高劑量甲胺喋呤（Methotrexate）和使用抗上皮生長因子受體單株抗體（anti-EGFR monoclonal antibodies）也會造成皮膚乾燥、臉上出現斑點，以及嘴唇乾裂等現象。

水腫

與歐洲紫杉醇（docetaxel；剋癌易 Taxotere®）相關的水腫與漿膜滲出（覆蓋於身體內部體腔的膜狀組織）漸漸地似乎能以系統性口服腎上腺皮質醇療法，在打細胞毒性的點滴時使用，達到成功地預防或延緩症狀。而同樣在胸膜或腹膜滲出的液體，生理

學會在歐洲紫杉醇（docetaxel；剋癌易 Taxotere®）相關的滲出或腫瘤定位之間做個鑑別診斷。這些水腫與滲出通常得等到停用歐洲紫杉醇之後才會消退。

鼻出血

有些治療藥物會導致流鼻血，例如貝伐單抗藥物（Bevacizumab；癌思停 Avastin®）。

藥物引起的禿髮

化療引起的禿髮現象可以是不可逆的，但一般來說都是可逆的。新生的頭髮可能會出現髮質與顏色的改變。有用到紫杉醇（taxane）成份的療程過程中，脫髮的情形可能會擴及到體毛、睫毛和眉毛。假如掉髮的情形無法透過芳香療法達成，芳香療法仍舊可以為某些不愉悅的症狀帶來舒緩，特別是頭髮正在掉或及正在長回來的過程中。頭髮掉落或長回的時候，頭皮通常都會異常敏感，甚至可能引起疼痛感。

放射線治療

雖然放射線治療現在已經比較少作為單獨的治療方法，百分之七十以上的惡性腫瘤患者在罹病過程中仍舊會接受至少一次或數次的放射線治療。可是在初期跟著手術一起進行，或是跟著化療一起。放射線治療也經常在轉移期用來治療骨轉移或腦轉移。

傳統來說，結果有分成在照放射線時出現的急性效應和照完之後才出現的延遲效應兩種。極性效應取決於受放射線照射的器官為何，在照射過程中出現，但是在照完後數週之內就會消失而且不會留下副作用。

認識芳香療法

用於頭頸部放射性治療的精油

綠花白千層精油（Melaleuca quinquenervia）能有效幫助預防放射線表皮炎的發生。在接受放療期間每天使用兩次（第一次在放療後立刻使用，第二次則在 2～3 小時候使用），以未稀釋的綠花白千層精油塗抹在照放射線的部位，能有效降低放療引起發炎的嚴重程度和持續時間。

用於乳房放射治療的精油

放療期間，每天兩次（第一次在剛做完放射線療程後直接使用，第二次則是在療程結束 2～3 小時後使用）將純綠花白千層精油塗抹在患部能有效減緩發炎相關的強度和時間（放射線表皮炎）。

其他乳房放射性治療的精油

在一開始沒有使用綠花白千層精油，或在放療過程中已出現皮膚損害時，儘管塗抹綠花白千層精油，還可以使用義大利永久花純露和薰衣草純露快速舒緩疼痛，並且能在數天之內改善皮膚損害的情形。將廣藿香（Pogostemon cablin）、岩玫瑰（Cistus ladaniferus）和穗狀花序薰衣草（Lavandula spica）精油以植物油稀釋後塗抹患部，可以加速皮膚損害的癒合。

放射線治療的急性效應

放療的急性效應包括皮膚傷害、出現水腫、黏膜炎，或食道炎、消化功能障礙等，取決於接受放療的位置在哪裡。

放射線照射所引起的皮膚傷害是大家都知道的。一開始會是簡單的發紅，類似曬傷的樣子。也可能會出現較嚴重的脫皮。

腦部接受放療後會有產生水腫的風險，而且這種水腫可能會導致腦部高血壓的問題。胸部放療主要是針對食道或支氣管肺部的癌症治療。這種放療的立即反應通常是食道炎，而且可能造成嚴重的吞嚥困難（dysphagia）而需要採用人工營養補給。腹部放療則是同常伴隨著反胃感、噁心和腹瀉等反應。

頭頸部放射線療法

放射線引起的黏膜炎一開始會在該區域出現嚴重發紅的情形，接著黏膜出現潰瘍，一開始是單獨區塊的潰瘍，之後會融合成一大片。黏膜炎會引起疼痛，可能會需要用到第二級止痛藥品或甚至鴉片類藥物才行，而且會出現吞嚥困難，以致於必須使用鼻胃管或注射方式補充營養。微生物、白色念珠菌或是疱疹的超級感染也是很可能會伴隨著黏膜炎出現的問題，最好能事先做好防範措施。

乳房的放射線治療

乳房的放療一般都會伴隨著皮膚發炎或刺激不適（表皮炎），程度可從簡單發紅到皮膚剝落。時而疼痛的乳房水腫也很常見。乳房皮膚的皺摺處也

可能會出現黴菌的超級感染，特別是乳房較大和年紀較長的婦女。

骨盆腔放射治療

視接受放射線照射的範圍大小而定，骨盆腔放射線治療可能會導致反胃感、嘔吐和腹瀉，因為小腸的位置剛好就在小骨盆（pelvis minor）裡。這可能是放療引起的膀胱炎，帶著排尿灼熱感與頻尿（pollakiuria）的肇因。放療引起的直腸炎（proctitis）通常在直腸癌、婦科或攝護腺腫瘤病患的放射線治療後發生。骨盆腔放射治療會造成局部疼痛、排便頻率增加且經常是液狀的，而且還會帶有黏液。另外在肛門與生殖器官之間會陰部的放射線治療，用來治療肛門道、直腸末端、陰唇或陰道的癌症，有時也會出現嚴重的會陰部發炎。

放射線治療的延遲效應

放療的延遲效應包括皮膚、乳房、頭頸部、牙齒、胸部及消化方面的併發症與移轉性癌症。放療所造成的表皮炎通常在兩三週之內就會消失。然而它卻會接著出現永久性、通常是輕微的皮膚色素沈澱。放療停止數年之後還可能會出現紫紅色的斑點（即毛細血管擴張 telangiectasias）。

口腔乾燥（xerostomia）是頭頸癌或口腔癌經過放射線治療後一定會出現

認識芳香療法

舒緩口腔乾燥的建議用油

茶樹精油（Melaleuca alternifolia）與海茴香（Crithmum maritimum）精油可以調和在一起，以植物油加以稀釋後用來漱口。

針對頭頸部和腹骨盆部位相關的放射線治療，一定要記得再加上乳酸發酵物（乳桿菌 bacterium lacticum）。

適用於肛門接合處放射線治療的精油

廣藿香精油（Pogostemon cablin）、桉油醇綠花白千層精油（Melaleuca quinquenervia CT cineole）和穗狀花序薰衣草精油（Lavandula spica）以植物油稀釋後塗抹，可舒緩疼痛並減輕表皮炎的狀況。

認識芳香療法

針對干擾素副作用的建議用油

格陵蘭苔精油（Ledum groenlandicum）與桉油樟精油（Cinnamomum camphora）可以幫助降低干擾素的副作用。

的狀況。放療後出現牙齒問題也並不罕見；要預防的方法就是塗抹含氟凝膠。

放療引起的呼吸道疾病（肺病；pneumopathy）通常會在放療停止後 2～3 個月出現。臨床上，咳嗽和間歇性的發燒（低熱；febricula）是主要症狀，但有時候也會伴隨著出現呼吸困難（dyspnea）的情形。放療引起的食道炎會因為增生過多的纖維性組織（fibrotic stenosis）造成食道變窄而變得更複雜，得重複想辦法擴張食道。

消化問題如腹瀉或腹痛也會在放療後出現。攝護腺癌放射線治療後幾乎都會出現放療引起的直腸與肛門發炎：通常都會有不時的分泌物排出，每個禮拜出現 2～3 次。

轉移性癌症

轉移性癌症很少見，且主要是在何杰金氏病（Hodgkin's disease）的放射線治療後出現。它們可能在放射線治療後十年到二十五年發生。然而我們必須指出，在二十歲之前就接受乳癌放射線治療的年輕女性得到轉移性癌症的機率非常大，所以必須定期詳細檢查這些病人的乳房變化。

精油與干擾素

干擾素治療通常是開給黑色素瘤特定期別的治療方法。干擾素的副作用通常非常明顯，有時還必須降低干擾素的劑量才行，但相對也可能降低治療的效果。最常碰到的副作用包括：

- 假性流感症候群（通常在療程一開始較嚴重）
- 整體狀態改變（食慾變差、體重下降、無力）
- 顯著的神經精神症狀

神經精神症狀包括焦慮和憂鬱。通常病人的狀態會無法預期地波動，不論過去的精神狀態為何。干擾素會導致多巴胺和血清素缺乏。其他的干擾素副作用包括睡眠障礙、精神運動性激動（psychomotor agitation）、注意力和記憶力方面的問題、具侵犯性、會無法放鬆精神的焦慮型無力，以及嗜睡。

特定症狀

干擾素的特定症狀包括疲倦、骨骼與關節疼痛、神經病態疼痛、神經痛，以及內臟疼痛、擴散性疼痛，以及假性流感症候群。疲勞是大部份病人抱怨的主要症狀。其嚴重性通常並沒有被完整辨識。癌症病人身上的骨骼疼痛一直可以被當作是轉移的一種徵兆。但在大部份的個案中，顆粒細胞生長因子注射液如非格司停（Filgrastim；優保津 Neupogen）以及特別是它的長效型版本倍血添（pegfilgrastim; Neulasta），會導致骨頭疼痛，而且通常是猛力扭轉的那種疼痛。

百分之三十經歷抗芳香酶輔助性荷爾蒙療法（anti-aromatase adjuvant hormonotherapy）的病人有過關節與肌腱／肌肉疼痛的經驗。這些藥物，例如安美達（Arimidex）或來曲唑（Letrozole；復乳納 Femara），專門阻擋製造雌性激素的酵素芳香酶（cnzyme aromatase），一般都是開給更年期乳癌患者。這種疼痛有時候非常劇烈，有時會痛到必需改變治療方法。

帶狀疱疹是十分常見的化療所引起免疫力低下的結果，病人通常身陷於無法抵抗的疱疹後疼痛。

開立口服化療藥對病人來說是非常方便的，但有時候也會連帶出現消化功能異常及腹痛的問題。腹部轉移，特別是腹膜轉移，也是非常疼痛的。

我們已經明白，在使用注射、免疫調節治療、細胞激素如α-干擾素數小時之後，會造成像肌痛、發燒和無力感等假性流感症狀。

用於舒適照護的精油建議

迷迭香（Rosmarinus officinalis）、茶樹（Melaleuca alternifolia）、桉油樟（Cinnamomum camphora）、蘇格蘭松（Pinus sylvestis）、月桂（Laurus nobilis）和格陵蘭苔（Ledum groenlandicum）的精油能幫助排泄器官排除毒素並且支持身體的免疫反應。

通常舒適照護（comfort care）被認為與末期治療（end-of-life treatments）是同義詞。但舒適照護包含除了改善治療解決方案之外，甚至包括存活率很高的腫瘤患者的所有情況。在對抗性治療結束之後，幫助身體排除毒素和照顧患者免疫系統是非常重要的。

對世界衛生組織而言，舒適照護包括是針對那些身上的疾病已無法對改善或治癒的治療方法產生反應的病人所作的主動照護。在這類情況下，疼痛管理就非常重要，而心理及靈性層面的狀況也需要給予適當的照料，目標在於給予患者及家屬較好的生活品質。

在許多工作團體的經驗裡，我們已經明白生活品質的評估一定要以患者及其家屬為中心。在一個人的生命末期，我們所給予病人和親友的支持包括留心傾聽和安慰，同時顧念到他們整個身體與精神上所受的每一分痛苦。這些通常包括疼痛現象，有時候打嗝發作時可以用香蜂草（Melissa officinalis）或龍艾（Artemisia dracunculus）精油加以舒緩。在這段期間對病人的加以照顧非常重要，因為通常這個階段是病人很容易感到被遺棄的時期。英國在臨終照顧機構裡所做的研究顯示，以維拉薰衣草（Lavandula vera）精油替病人進行芳療按摩，能促進他們的生活品質並減輕心理層面的苦惱。

第 14 章

中醫芳療
精選觀點
─癌症與自體免疫疾病

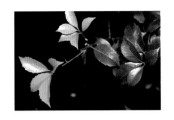

> 茶是世界上僅次於水最受歡迎的飲料，因此關於茶的歷史與世界上
> 許多文化中所扮演的重要角色，總是有說不完的故事和神話。
>
> ～萊斯特・A・米切爾 & 維多利亞・多比
> （Lester A. Mitscher & Victoria Dolby）

　　中國傳統醫學跟其他療癒體系不同之處在於，中醫不只著重在某個單一的理論上。因為歷史久遠的關係，建立了各種不同的辨症與醫治的方法。中醫擁有其獨特的解剖學見解，諸如由內到外、從四肢到軀幹、或是從皮膚到骨髓等概念基礎所詮釋的人體模型。除此之外還有臟象學說與精氣學說（氣、血、津液、精與神）的模型：其中的「精」與「神」為形容超越肉體的元素與過程。如果對上述的部分有興趣想更進一步了解的話，建議可以查閱市面上或圖書館中豐富的中醫書籍。

中醫與癌症

　　說到癌症，中醫的觀點是很有啟發性的。為了避免長篇大論，我們在這裡只呈現某些核心思考觀點。覺得這些觀點太抽象難以理解的讀者可以直接略過它們。如果感到興趣的話，也可以藉由深入探索這個療癒體系的各種面向以滿足各位的好奇心。

癌症與免疫系統

阮英俊先生的一項觀察指出：人體免疫系統最重要的工作，是辨識出自體細胞與外來物質，然後對外來物質產生攻擊的能力。免疫系統顯然並不會與癌症作戰，因此我們可以得到一個令人不安的結論，癌細胞並非外來物質。由此可以延伸出，癌症是自體的一部分，而癌症的表現其實是反映著自體細胞代謝機制混亂的狀況。如此一來對抗癌症的策略便顯而易見，如果能改變患者自體細胞代謝到另一種能阻止癌細胞增生的狀態，或許會是一種成功的治療策略。

扶正療法（Fuzheng therapy）能強化人體的免疫力，幫助清除腫瘤（中醫稱為火毒）與促進排毒的機制。而療程的核心為支持（扶）人體原有的（正）氣。倘若病患當下虛弱到快無法承受癌症對身體造成的變化，那麼療程的目的必須改為以抑制病原體的活動，使其保持在潛伏的狀態，避免患者的健康狀況進一步惡化。疾病的完整扶正是透過刺激身體的排除機制，將體內累積的病原體（火毒）加以排除，只有體內含有足夠正氣的患者，才能接受完整的扶正療程。阮英俊（Jeffrey Yuen）大師建議，可以用來排火毒的精油有芹菜籽、義大利永久花、圓葉當歸（Lovage）、銀合歡（Mimosa）、玫瑰草、鼠尾草、大西洋雪松、月桂、欖香脂、多苞葉尤加利（Eucalyptus polybractea）、葡萄柚與橙。阮先生也額外說明了，這些精油並不能代表針對癌症病程的替代療程，只能透過傳統中醫（TCM）的角度才能使用得當，也就是根據每一位患者的狀況下處方，所以處方都是量身定做的。

以道家的做法，治療是針對患者本身，並非針對其身上的疾病。一開始就著眼在病人身上的概念，通常會讓治療師立刻明白該病人是否太過孱弱，就連嘗試解決癌症都有困難。治療癌症的同時很可能會要了患者的命，這樣的例子在現今的主流醫學中很常可以看到。治療時著眼在在患者而非癌症本身，代表我們要做好長期抗戰的準備，治療所花的時間會比較長；也就是說，先不要急著立刻驅除癌症的問題，而是先維持患者現況，同時恢復患者的體力與促進其健康。只有等到之後，當患者的體力恢復足夠時，可以承受進一步的治療，才會開始進行移除癌症的療程。

若要以中醫的觀點為基礎更進一步了解精油與腫瘤治療現象的關聯性，道家的修練者認為，從植物中提取的精華等同於展現著植物本體的「元氣」，

也就是西方醫學解釋的植物遺傳代碼。如此看來，精油身上帶有來自植物本體的精華可以與人體的元氣產生共鳴。綜合艾爾森與培弗利的研究結果—人體內腫瘤細胞的活動，可能會受到精油成份的影響，這個現象與植物體內抑制真菌活動的機制非常雷同—因此，有鑑於傳統中醫的洞察之下，我們可以立即得到一個合適的結論：每日將精油運用在生活中，不外乎是預防癌症最有效的方法之一。

單純從機械作用的角度來看，含有高濃度檸檬烯（limonene）的精油，如檸檬或橙，會是比較好的選擇。但在這裡還是要強調，實際上有研究指出，攝取飽含各種不同萜類化合物的飲食方式是抗癌效果最佳的辦法。

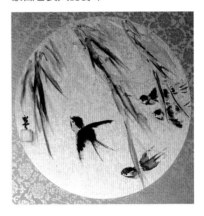
從中醫的角度看自體免疫疾病

下列的文章摘錄自阮英俊先生於 2006 年舊金山的一場「中醫芳香療法」演說，以中醫的觀點處理自體免疫疾病的一些原則與看法。

當今主流醫學識別出許多不同的自體免疫疾病，例如克隆氏症（Crohn's disease）或紅斑性狼瘡（Lupus）等，並且將該疾病的症狀分別出來，給予治療的方式與建議。中醫則是辨識這些疾病的共通點：人體為了避免病原體侵入體內臟器，而使病原體以休眠的方式待在體外的某些部位。所以偶爾剛好遇到身體試圖排除這些病原體的時候，該疾病的病徵才會表現出來。但是我們的身體卻從來都沒辦法完全擺脫這些病原體。

大多數的自體免疫病徵經常發生在皮膚（如硬皮症）、肌肉（如肌肉萎

隨處可見的玫瑰

植物的生命力令人驚艷，只要散播出去的種子找到合適的環境，很快地就會萌芽生長。同樣地，神話中只要提到與異地相關的植物，透過當地的語言四處傳頌時，人們總是抱以熱情的好奇與期待。圖片中是一塊來自加州的彩繪玻璃，由莫妮卡·哈斯（Monika Haas）親手製作，靈感正是來自世界上各種神話中的玫瑰。

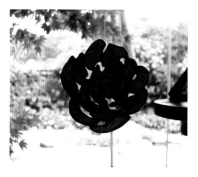

縮症）、關節（如關節炎）或是黏膜部位（如結腸炎）等。這類疾病通常不會持續地發作，而是時好時壞不段反覆交替著出現。當症狀發作時，患者們通常感到非常疲憊，會花更多時間在休息上，而更多的休息也代表體力會逐漸恢復。當人體儲存了足夠的能量後，通常會再發起另一波嘗試祛除病原體的工作（但是通常不會成功）。

自體免疫疾病的發作是因為身體釋出會刺激分泌物增加與發炎反應的組織胺。當今主流醫學的處理方式是給予患者類固醇藥物（如可體松）來抑制組織胺的釋出，進而抑制分泌物，卻也同時提高了病原體的耐藥性，而長期依賴類固醇的結果則會導致自體中毒（auto-intoxication）。

中醫治療自體免疫疾病的方式是首先要認知到身體的激烈反對對於完全擺脫病原體是不足夠的。中醫治療的第一步，是嘗試去改變（而非抑制）組織胺的釋放，好讓患者不會想要去尋求類固醇藥物的解脫。這要透過改變（宣洩）身體衛氣的方向去做，也就是處理靠近腰椎近端的部位。

處理過盛的衛氣

中醫中治療自體免疫疾病的第一步，著重在如何使過度警覺的免疫系統恢復平靜。

將精油塗抹在脊柱的根部，尤其是脊柱下方的左右兩側。選擇穗甘松與岩蘭草等強化向下扎根能量的精油，以朝下的方式沿著腰椎按摩，順勢將人體的防禦能量往下帶，並且控制過度的免疫反應。將身體的能量向下與向內

西醫的自體免疫症狀分類

西醫從基本思維就與中醫不同，西方觀點對於自體免疫疾病的解釋並沒有一個統一的概念，反而是將各種自體免疫疾病發作時所產生的不同病徵條列出來進行分類。

器官專一性自體免疫疾病

內分泌腺體：

橋本氏甲狀腺炎（Hashimoto's Thyroiditis）
巴塞多氏症候群（Basedow Syndrome）
艾迪森氏症（Addison's Disease）
胰島素依賴型糖尿病（Insulin-dependent Diabetes）

皮膚：

天皰瘡（Pemphigus）
類天皰瘡（Pemphigoid）
白斑症（Vitiligo）

造血器官（脾臟與淋巴結等）

溶血性貧血（Hemolytic anemia）
白細胞減少症（Leukopenia）
血小板減少症（Thrombopenia）

中樞神經系統：

多發性硬化症（Multiple sclerosis）
重症肌無力症（Myastenia）

消化道和肝臟：

貝爾曼貧血症（Biermer's anemia）
慢性自體免疫性肝炎（Chronic autoimmune hepatitis）
膽汁肝硬化（Billiary cirrhosis）
克隆氏症（Crohn's disease）
出血性直腸結腸炎（Hemorrhagic rectocolitis）

非器官專一性自體免疫疾病

紅斑性狼瘡（Systemic Lupus）
古-斯二氏綜合症（Gougerot-Sjögren syndrome）
類風濕性多關節炎（Rheumatoid Polyarthritis）
霍頓氏病（Horton's Disease）與四肢近端偽多發性關節炎（Rhizomelic Pseudo Polyarthritis）
硬皮症（Scleroderma）
衰弱型多發性肌炎（Weakening Polymysotis）

收，能使本質向外的防禦能量（衛氣）也變得內斂，進而改善過度警覺的免疫系統。具有收斂特性的精油如岩玫瑰、絲柏或是安息香能幫助身體能量往內收。使用這類的精油做療程時往往能幫助突破原本僵滯的心，有助於發現隱藏在疾病症狀下的核心問題。

在這個治療過程中，應該嚴謹遵守避免刺激人體防禦能量的飲食習慣，完全不要食用那些具高度刺激性的香辛料，例如大蒜之類。

致病因素

從這個中醫觀點來看自體免疫疾病的致病因素（審譯者按：也就是前面我們一直提到的「病原體」）可能有很多種：它可以是某種微生物或是某種環境毒素，但也可能是壓力。正確識別出病原體的本質，是根除疾病的重要條件之一。在現代化的工業社會環境裡，壓力因素通常都是自體免疫疾病的根源問題核心。患者的身體在長時間受壓抑與深陷混亂的情形下依舊持續運作著，已經不知道該如何放慢腳步。這類的患者都會發出「我怎麼可能什麼事都做啊？」這類絕望般的歎息。最終，持續不斷的壓力會導致患者出現生理與心理上精疲力盡、慢性壓力症候群或是遭受自體免疫的清算。近年來這種因病關係在西方醫學也出現越來越多案例，西醫則稱之為重複性壓力傷害（RSI; repetitive stress injury）。

療程的延續

下一個步驟是要強化患者，使他們能進入成功排除病原體的階段。要能驅除病原體，身體會需要足夠的液體來源、足夠的血液、荷爾蒙，以及外分泌液體。所以幫助患者恢復體力、增進體內液體的含量，也就是中醫所說的增進身體的能量實體化（substantiations），是治療成功的必要條件。

這也包含提振人體造血機制、內分泌系統與其他體液的補充，來支持所謂「津」（thin fluids）的分泌，也就是尿液、唾液、和水與眼睛與鼻子中分泌的液體（外分泌液）等。冬季香薄荷與胡蘿蔔籽精油可以幫助人體造血，

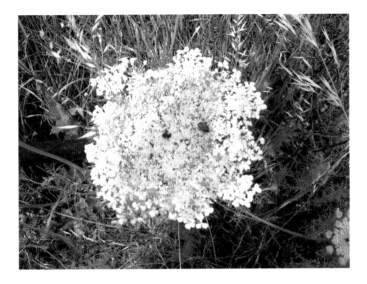

造血：阮英俊大師建議胡蘿蔔籽精油可以幫助增進人體的能量實體化（substantiations）。圖中是胡蘿蔔的花朵，仔細瞧瞧在花叢的中央有個黑色的點，那是胡蘿蔔為了吸引路過的昆蟲們能在此停留的小戲法。

而貞潔樹精油（Vitex agnus castus）則能用來平衡並強化人體的內分泌系統。而天竺葵精油能幫助加滋養體液的量。

　　只有當體內擁有充足的水份滋養、恰當的賀爾蒙狀態，以及充裕的血液時，掃除病原體的機制才能啟動。如果體內沒有足夠的體液支持大掃除的機制，療癒危機會太嚴重到患者很可能又得回到先前在發作與類固醇之間來來往往的惡性循環裡。辨識患者體內水含量的最佳辦法，是觀察患者的嘴唇和口腔、支氣管、眼睛、鼻腔以及其他相關的黏膜組織，查看這些部位是處於乾燥亦或是濕潤的狀態。

　　一旦確定患者本身的狀況良好，滿足進行下一階段的條件，即可開始嘗試將致病因子趕出體內，而精油可以用來觸發人體的衛氣。依照患者不同的狀況，可以選擇不同的精油使用：

- 針對新陳代謝方面的病症，幫助排除自肝臟與消化道的致病因素：馬鞭酮迷迭香。
- 為了驅逐長期堆積在組織中的病毒，以及引出骨骼當中的致病因子：丁香。
- 從肌肉和關節處排除生物病原體或乳酸：山雞椒、檸檬馬鞭草或雲杉

（Spruce）。

- 清除非有機毒素例如尿酸及礦物的囤積：芹菜籽（或芹菜汁也會有很好的效果）。

- 針對主要出現在皮膚上的病症：可以選擇含樟腦分子（camphor）或是展現樟腦分子特性的精油，例如穗花薰衣草（Lavandula spica）或是頭狀薰衣草（Lavandula stoechas）等等。

藝術與文化中的植物

茶（Camellia sinensis）

在全球各地的文化中，總可以看見充滿植物意象的敘述與表現，也間接證明了人類的生活中與植物們頻繁的互動關係。人們一直在爭辯著，佛教的發展與傳承和「茶」有著密不可分的關係。

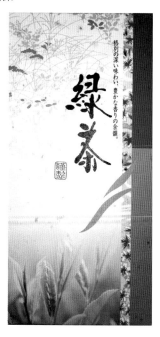

致病因子的排除

在中醫的觀點裡，人體內外各式各樣的體液，如血液或是外分泌液等等，都能成為排出致病因子的途徑。但是能排放多少的量和究竟走哪一條途徑排除，則取決於疾病類型與病患本身的條件。

在此要注意的地方是，中醫對於偶爾較為大量的排出過程顯然與西醫持有不同的觀點。中醫對於這種大量排泄的狀況會比西醫地接受度再大一些。血液參與的排出機制包含大量的經血、流鼻血，以及痔瘡造成的直腸出血（特別是已存在的痔瘡）等。外分泌液參與的排出機制則包含了尿液、汗液，或是從肺部、眼睛與鼻子排出的液體或黏液，腹瀉與嘔吐也可以算在其中。

總結

當人體日復一日地承受過多的壓力，會使我們體內原本充足的血液、內分泌與外分泌液等來源產生機能減退而減少，變得不夠

支持我們進行完整的致病因子排除機制時，就會造成自體免疫疾病。由於堆積在體內的致病因子無法一次完整徹底地排出體外，我們的免疫系統便會反覆地不斷嘗試解決這個問題。但由於這些致病因子潛伏在身體中已長達好一段時間，已經在這個生命體中開創了它自己的表現形式，因此不難理解當我們努力徹底地擺脫它們時，排除的過程有時候會採取很戲劇化的方式進行。

第 15 章

精油與
B 型及 C 型肝炎

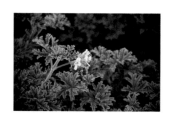

　　從前面幾章中，我們知道了精油會參與肝臟各式各樣的作用過程。精油對第一階段與第二階段產生的肝臟解毒酵素的誘發及抑制作用就是其中一個例子。在芳療的傳統知識中，某些特定的精油，例如胡蘿蔔籽與格陵蘭苔，的確在某些方面能支持肝臟細胞再生。在《精確的芳香療法（L' aromathérapie exactement）》一書中，也有提到側柏醇百里香具有提振肝臟機能修復的特定效果。由於精油的活性對肝臟健康有著顯著的重要性，我在此將基浩德-羅勃博士（Dr. Giraud-Robert）於 2005 年三月在格拉斯舉行的芳香療法和藥用植物國際研討會上所發表的論述總結在此。

現今對 B 與 C 型肝炎的了解

　　造成慢性肝炎的病毒為 B 型、C 型、D 型與 G 型肝炎病毒。當肝臟中轉氨酶（transaminase）的數量比正常值多出一倍，並且持續至少六個月以上時，就可以被認定是慢性肝炎。在西方社會中，B 型與 C 型肝炎的患者持續增加（特別是 C 型），已經成為一個不可忽視的國民健康問題。約有 85%到 90%的 C 型肝炎患者，會持續發展成慢性肝炎，而 B 型肝炎患者中則有約 5%到 10%的人會發展成免疫功能正常的帶原者。針對 C 型肝炎，當今對抗療法

的治療方式是以干擾素（interferon）和三氮唑核苷（ribavirin）來對抗。這在近乎 85%基因型二或三（genotype 2 or 3）的患者身上成功地根除了病毒，但在基因型一的患者只有 50%身上的病毒被根除。此外，這類療程也常常伴隨著副作用。治療 B 型肝炎的藥物主要依賴於干擾素和核苷類似物（nucleoside analogues），如拉米呋啶（lamivudine）和阿德福韋（adefovir）等學名藥，但這些藥物的治療目的是去除病毒的感染力，而無法直接根除病毒。

基浩德-羅勃博士（Dr. Giraud-Robert）在研討會的演說中提到她在總共六十名慢性肝炎帶原者（五十名 C 型肝炎帶原者與十名 B 型肝炎帶原者）身上使用桉油樟、格陵蘭苔、胡蘿蔔籽以及側柏醇百里香等精油，以作為對抗療法輔助方式的實驗。在同時使用干擾素與精油治療的 C 型肝炎患者中，患者對於療程的耐受度與反應有改善（其中 80%的 C 型肝炎患者的耐受性良好，100%的 C 型肝炎患者對這樣的療程出現正面效果，特別是基因型一的患者們）。而單獨使用精油治療 C 型肝炎的患者，其中大約有 64%的人獲得了有效的改善。至於在單獨使用精油治療的 B 型肝炎患者中則有兩位獲得治癒。

在此基浩德-羅勃博士做出了結論，精油在治療慢性肝炎方面可以成為單獨的治療方法，或是成為傳統對抗性治療的輔助療法。

C 型肝炎

C 型肝炎相較於其他種類的肝炎更容易感染。C 型肝炎病毒是一種 RNA 病毒，擁有高度的可變性基因組合。因此 C 型肝炎病毒發展出六種不同基因型態的家族，編號從一到六。C 型肝炎的傳染途徑是血液，靜脈藥物注射，以及輸血時接受到被汙染的血液是兩個主要的感染模式，也有罹患 C 型肝炎的母親將病毒傳染給胎兒，但這是比較罕見的。

C 型肝炎病毒在每個患者身上的變異性差別很大，而且病程通常很慢。C 型肝炎的病毒會導致肝臟細胞（內襯於肝臟的細胞）發炎，這種發炎情形可能是急性或延長的。而急性的肝臟發炎通常是沒有症狀的。

C 型肝炎的患者中，大約有八十五到九十%的人會發展成慢性肝炎。這要

歸咎於前面所提到，C 型肝炎病毒的高度基因變異性。這種病毒變異性所造成的常態性變種，使得這種RNA病毒得以逃離免疫防禦機制的控制。因此，在無法達到康復的情況下，長期潛伏在肝細胞內的 C 型肝炎病毒便不斷地觸發免疫反應，使肝臟一直處於發炎的狀態，經過漫長的時間後便會出現慢性肝炎的典型機能損害。持續發炎的肝臟，會漸進式地慢慢形成纖維化與疤痕組織，在演變成肝硬化（cirrhosis）之前，可能有好幾年的時間都難以發覺。一但形成肝硬化，這些患者中有3%到5%的機率很可能發展成肝細胞癌（hepatocellular carcinoma）。

在 2005 年當時的傳統治療方法，主要是用干擾素和三氮唑核苷。但是治療的成功與否，主要取決於病毒本身的基因類型。患者體內實際的病毒載量（viral load）也是另一個治療成功的重要關鍵。原則上來說，病毒載量越低代表完全治癒的成功率越高。儘管近年來醫療科技不斷日新月異，這種傳統治療方法卻為患者帶來了各種不適的副作用（通常與施用劑量相關）。以下列表為常見的副作用：

西醫傳統治療中常見的副作用

與干擾素相關的副作用	與三氮唑核苷相關的副作用
偽流感症候群（Pseudo flu syndrome）	溶血性貧血（Hemolytic anemia）
情緒變化與憂鬱現象	搔癢症（Pruritis）
甲狀腺機能亢進或低下	畸胎生成傾向（Teratogenicity）
其他自體免疫疾病	線粒體毒性（Mitochondrial toxicity）
禿髮（部份）	
貧血、白細胞減少症、血小板減少症	

B 型肝炎

B 型肝炎是世界上主要的傳染病之一，全球大約有三億五千萬人是 B 型肝炎的慢性帶原者。B 型肝炎病毒是一種被 DNA 包覆的病毒，傳染途徑為性

接觸、靜脈注射或是母嬰傳播等。

　　B 型肝炎是潛藏的高危險性疾病，因為其病毒會使肝臟長期發炎；而 B 型肝炎的患者中，有 5%到 10%的患者可能會發展成肝硬化或是肝癌。感染B 型肝炎在最初通常是毫無徵狀的，但也可能會演變成致命的猛爆性肝炎。

研究中使用的精油

　　基浩德-羅勃博士的研究目標，是期望能證實某些精油的抗病毒與抗纖維化（antifibrotic）的特性，是否能成為肝炎的單獨療法或是從旁協助對抗性治療的輔助療法。

　　經常用作處方的精油包括桉油樟、格陵蘭苔、側柏醇百里香、月桂、胡蘿蔔籽、綠花白千層與義大利永久花。這些精油被稀釋在蜂蜜、植物油或膠囊中，以口服的方式使用。服用的精油量則依照不同精油的治療特性而有所調整。研究中很少用到按摩的方式，除非是患者當時無法口服精油，才會改以按摩的方式從皮膚吸收精油。

　　研究中提及精油的口服使用頻率與劑量，桉油樟精油為每次五滴，一日三次；月桂精油為每次一滴，一日一次；格陵蘭苔精油為每次三滴，一日三次。一般而言，桉油樟精油與格陵蘭苔精油會合併服用，再搭配第三支，每三到四個月就會更替一次的精油。這些精油的口服療程通常每個月會進行一週，基浩德-羅勃博士稱這個特別的一週為「治療窗口」（therapeutic window）。

　　以下為在研究中被主張或證實，對肝炎具有治療效果的精油：

胡蘿蔔籽（*Daucus carota*）

　　主張的療效特性：促進肝臟細胞再生、一般機能調理和提振，以及降低過高的膽固醇。

　　在傳統芳療中是用來照顧肝或腎功能不全者，以及燒傷或癤等皮膚問題。

月桂（*Laurus nobilis*）

主張的療效特性：抗菌、抗病毒、殺真菌、鎮痛、抗神經痛、化解黏液以及祛痰。

傳統芳療中的用途：用於治療耳鼻喉的感染、流行性感冒、病毒性肝炎、皮膚的真菌感染，以及婦科與消化道的疾病等。

義大利永久花（*Helichrysum italicum*）

主張的療效特性：抗水腫、抗痙攣，以及肝、胰臟機能提振（hepato-pancreatic stimulant）。

傳統芳療中的用途：用於治療血腫、靜脈炎、肝細胞功能不全、肝炎，以及肝硬化等。

綠花白千層（*Melaleuca quinquenervia viridiflora*）

主張的療效特性：抗菌、抗病毒、抗真菌、輻射防護以及靜脈疏通。

傳統芳療中的用途：用於治療婦科、皮膚或呼吸相關的感染、病毒性肝炎，以及預防放射性皮膚炎（radiodermatitis）等。

側柏醇百里香（*Thymus vulgaris CT thuyanol*）

主張的療效特性：抗菌、抗病毒、免疫機能提振、肝細胞調理、肝細胞再生，以及神經調理。

傳統芳療中的用途：用於治療婦科、皮膚或呼吸相關的感染、病毒性肝炎，以及肝硬化等。

適合單用芳香療法治療的適應症

基浩德-羅勃博士認為適合單用精油進行治療的狀況如下：

- 身上剛好出現傳統西醫治療的絕對或暫時禁忌症者
- 體內帶有少量的C型肝炎病毒，肝臟纖維化的程度（Metavir score）為

F0、F1、A0 或是 A1，身上沒有發現其他肝炎症狀，而且不要求使用干擾素治療者

- 體內帶有少量的 B 型肝炎病毒（健康的帶原者，體內轉氨酶數量正常）的患者。或是病歷上已經載明建議使用對抗性療法，但已在書面聲明拒絕接受對抗療法治療的患者

精油療程的目標

基浩德-羅勃博士的研究結果顯示，精油療法的確降低了患者體內的轉氨酶和病毒的數量。接下來的第二目標，就是穩定肝臟機能，或是還原被纖維化的肝臟組織。

在精油與西醫的療程同時併用的狀況下，會出現另一個治療目標，主要在於使用精油舒緩干擾素和三氮唑核苷帶來的副作用，並且提高患者對對療程的耐受性。下面是基浩德-羅勃博士提出的兩個個案，能為我們帶來更詳細的說明。

單獨使用精油治療慢性 C 型肝炎

為了確認肝炎患者的實際狀態，療程前通常會先檢測下列項目：

- 血小板數量
- 轉氨酶指數：天門冬胺酸轉胺酵素（SGOT / AST）與丙胺酸轉胺酵素（SGPT / ALT）。
- 確認以下病毒的數量：C 型肝炎病毒、B 型肝炎病毒，假如有雙重感染的話，還要再加測人類免疫缺陷病毒（HIV）
- 透過活組織切片、纖維試驗（Fibrotest）或肝纖維化掃描（Fibroscan）等檢查了解肝臟纖維化程度與病毒的活性
- 腹部超音波
- 如果患者有肝硬化的跡象，可以進行甲胎蛋白（Fetoprotein）和血清總蛋白（total serum protein）的檢查

● 如果有 B 型肝炎的可能，可以進行完整的 B 型肝炎血清學檢查

一位七十歲的非胰島素依賴型糖尿病患者，於 1995 年被診斷出罹患基因型一的 C 型肝炎。在接受兩個月的干擾素治療後，因為患者的視網膜剝離導致療程中斷。由於患者身上有著干擾素的禁忌症，患者在 2000 年九月開始接受只單用精油的治療。在療程的觀察下，顯示病毒的活性與精油的使用劑量有所關聯。當每日使用精油的次數增加到三次時，患者體內的病毒載量就會減少。

以干擾素、三氮唑核苷以及芳香療法治療 C 型肝炎

一位五十三歲的患者在 1999 年時，因自己的基因型一 C 型肝炎求診。患者過去有子宮切除手術的紀錄；患者的 C 型肝炎最早於 1997 年時發現，確實的感染很可能是早在 1993 年進行的輸血所致。由於患者體內的轉氨酶指數在 1999 年初開始不斷地爬升（SGOT 的指數為 93、SFPT 的指數為 165），醫師就提議患者使用標準干擾素與三氮唑核苷治療。療程於 1999 年四月開始，但是很快就因患者對藥物的反彈太大而暫停（疲勞與嚴重憂鬱反應）。在西藥治療的過程中，患者的轉氨酶指數有恢復正常的跡象，但是一但停止使用干擾素，轉氨酶指數又開始飆升。

從 1999 年的十二月底開始，該患者開始接受精油的療程，使用了格陵蘭苔、義大利永久花與桉油樟等精油，持續進行三周的療程後，患者體內的轉氨酶數量有淨減少的趨勢，疲勞感也消除許多。在治療過程中發現，精油雖然可以使轉氨酶的數量維持在健康水平，但對患者的病毒載量卻沒有明顯作用。後來，這位患者持續接受芳香療法的療程長達兩年。之後於 2002 年的二月又重新開始接受西醫的干擾素與三氮唑核苷療程。該患者接受西醫療程時，偶爾也使用桉油樟精油，而在第二次的嘗試下，西藥帶來的副作用相較於之前要輕得許多，並且療程於 2003 年二月結束。療程結束前最後一次的檢查結果顯示患者體內的 C 型肝炎病毒終於消失無蹤，六個月之後再追蹤時也顯示沒有 C 型肝炎病毒的反應。

精油之旅

再度審視口服精油：肝臟與前列腺

自古以來在南美洲的文化中，可以看到當地人仰賴植物製成的藥劑來處理體內重要機能的失衡或不足之處，例如循環系統、肝臟或是泌尿生殖道等。植物精油的抗感染特性廣為人知而且相當被看重，甚至搶去了它們對人體的內臟器官及代謝效益的光彩。下面列舉的幾支精油，都是對人體的肝臟與前列腺有著特殊的功效。

格陵蘭苔　　Greenland Moss

格陵蘭苔在芳療界中是一支新秀，近年來慢慢加入了常用的精油行列。最早在 1990 年出版的《精確的芳香療法》一書中被提及，後來又因為安-瑪麗・基浩德-羅勃博士（Anne-Marie Giraud-Robert）的研究，變成炙手可熱的明星。基浩德-羅勃博士在研究中大推格陵蘭苔精油，認為它能將人體體內攀升的轉氨酶濃度降低。換句話說，這支精油能逆轉肝臟機能衰退的過程，並幫助肝細胞恢復其細胞膜的完整性。

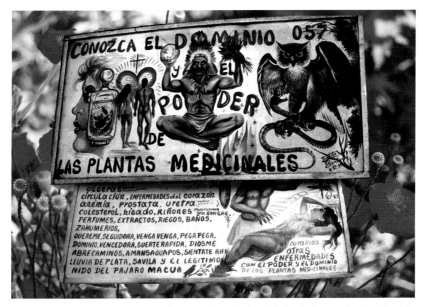

一塊懸掛在哥倫比亞卡利市（Cali, Columbia）當地市集牆上，有關植物藥草的看板。

胡蘿蔔籽　　　Carrot Seed

　　在不同的文化當中，胡蘿蔔常被人們賦予促進肝臟再生的相同名聲。胡蘿蔔籽的精油萃取自其植物種籽，其中含有一系列罕見的倍半萜烯分子。

男性的問題

　　在芳療的領域中，關於前列腺相關病症的應用，與其他類別相較下顯得少了些。對於這方面想更深入太所的讀者，可以參考下方的精油列表，是摘自「精確的芳香療法」一書中，提到與前列腺病症相關的精油。

　　疏通劑：熏陸香（Lentiscus pistachius）、歐洲黑松（Pinus laricio）、絲柏（Cupressus sempervirens）、香桃木（Myrtus communis）、羅勒（Ocimum basilicum）

　　針對發炎現象：黑雲杉（Picea mariana）、聖約翰草（Hypericum perforatum）

名詞註釋

　　給讀者的小叮嚀：傳統中醫的專有名詞尚未登錄在此。由於中文的文言文詞彙在轉成英文時仍是有一些難度的，恐怕翻譯得不夠到位，反而失去了該詞彙原本的真義。

　　此外，本書所提及關於吉浩-羅勃博士的專用名詞，已在內文中有所註釋。由於這些專用名詞常用於法文的癌症醫學文章，但在英文醫學文章中並非常用詞彙，所以這裡不再重複登錄。

acetylcholine乙醯膽鹼：乙醯酯類的膽鹼分子。一種很特別的神經傳導素，特別是對神經與肌肉之間接合處的作用

acid 酸性：水和水狀溶液可能呈現鹼性、中性或酸性。所謂酸性代表溶液中含有大量的氫離子。這是為什麼溶液本身帶著酸酸的口感和其他酸性物質的特性。

Al Andalus安達魯斯：人們給伊伯利亞灣的摩爾人所在區所取的阿拉伯名稱。現今和西班牙的安達魯西亞區域部分重疊。

alkaline鹼性：水和水狀溶液可能呈現鹼性、中性或酸性。所謂酸性代表溶液中含有大量的氫氧（OH）離子。鹼性會令水摸起來有肥皂水般的滑觸感。

alkaloids 生物鹼：通常是指植物生產的生物活性分子。自古以來它們被稱為「生物鹼」的原因是這些分子含氮，使得整個分子呈現微鹼性。

amino acids 胺基酸：許多維生生物分子必須的基礎材料。胺基酸的特色是分子結構中有鹼性的氨基（NH_2）和酸性的羧基（COOH）。所以胺基酸分子可呈現兩性的特性（鹼性與酸性特性共有）。

amino group 氨基：會令分子呈現鹼性特性，化學式為 NH_2 的官能基。

amphoteric 兩性：同時擁有鹼性與酸性特性。這是辨別胺基酸與蛋白質的基本依據之一。

anti-aromatase 芳香化酶抗體：抗芳香化酶藥物會阻撓負責製造雌性激素分子的芳香化酶。用於乳癌治療。

anitspasmodic 抗痙攣：安撫鎮定肌肉抽搐的現象。

apoptosis 細胞凋亡：最常見的一種生理性（而非病理性）細胞死亡的方式。

authentic（essential oil）純正性（精油）：在芳香療法中，純正精油是從單一品種的植物所萃取，最好也是來自相似的產區。除了過濾或是脫水（移除精油中微量的水分）程序之外，都不會再經過任何實驗室的處理方式對待的精油。

autonomic nervous system（ANS）自律神經系統：不受意識控制的神經細胞，由交感神經和副交感神經兩種結抗系統所組成。這兩種結抗系統一起控制著人體的心臟、內臟、平滑肌等組織。

biomembrane 生物膜：屬於一種包圍性的屏障，通常在細胞的周圍或內部。這是一種選擇性的屏障，可允許某些物質通過，而有些物質卻無法通過。

biotransformation 生物轉換：生物體透過化學作用將物質轉化的過程，通常是透過酵素而引發的化學反應。

bisabolol 甜沒藥醇：存在於德國洋甘菊（以及數種其他）精油裡的一種倍半萜醇類分子，具有強效的抗發炎特性。

carbon dioxide（CO_2）extract 二氧化碳萃取：又稱為超臨界二氧化碳萃取，可用於取得與精油十分相似的同種植物萃取。然而由於萃取過程的參數不同，分子量比精油高的物質也有可能被萃取出來。植物中極性與非極性的物質，二氧化碳能夠萃取出來。

carboxyl 羧基：羧基是有機酸分子的基本架構元素，例如：蟻酸和醋酸。

carminative 驅風劑：預防小腸道內形成脹氣的特性。

carotenoids 類胡蘿蔔素：植物體內一種親脂性、光合成的色素分子。經常存

在於葉綠體中，它們是萜類化合物生物合成路徑的產物。

carrier oil 基底油：將精油加入的某種液狀、霜狀或膏狀的油品。

choleretic 利膽劑：刺激肝臟製造膽汁。

chromatography（chromatogram）層析法：利用已經過液狀載體稀釋的受測物質在非流動的吸收界面上移動的方式，將受測物質其中的各種分子分離開來的測試方法（與結果）。

conformation 構象：蛋白質分子的三度空間架構形狀。

covalent（bond）共價（鍵結）：兩個原子之間透過分享一對電子的方式而形成的化學鍵結。

cyclooxygenase（COX）環氧化酶：出現在絕大多數組織的一種酵素，負責製造數種前列腺素（和來自於花生酸的凝血脂素）。這些酵素會受到阿斯匹靈類的藥物抑制！

CYP（cytochrome P 450）細胞色素 P450 酶：CYP 是細胞色素 P450 酶的簡寫，是由一大群具有多種功能的氧化酵素所構成。除了解毒外生性物質（xenobiotics），他們也會將內生性物質例如荷爾蒙分子一併移除。

cytokine 細胞激素：由細胞釋出的小型蛋白質分子，會影響其他細胞的行為。有人用這個名詞當作白細胞間介素（interleukin）、淋巴介質（lymphok-ins）、以及信號分子如 TNF 或干擾素的簡稱。

cytotoxic 細胞毒性：對細胞具有毒性的。

decongestant 解充血劑：解充血劑是舒緩血管組塞的情形。雖然大部份的解充血藥是透過提高正腎上腺素和腎上腺素分泌，或透過刺激腎上腺素受體的方式產生作用，目前並不清楚具有解充血效果的精油是否是同樣的作用機轉。

diketones 雙酮：從字面上便能明白這是指含有兩個酮類官能基的分子。這種類型的分子傾向其中一個酮類官能基維持原狀，而另一個酮類官能基重新排列成羥基的形式存在。

diterpene 雙萜烯：常見的精油成份；由 20 個碳原子組成的揮發性不飽和碳氫

化合物。（見「萜烯」）

DNA：去氧核糖核酸（Deoxyribonucleic acid）。是所有細胞與許多病毒的基因物質。

dopamine 多巴胺：一種神經傳導素與荷爾蒙。

endorphins 腦內啡：一群與受體扣合時會產生鴉片般作用的胜肽類荷爾蒙。

enzyme 酵素：一種會催化化學反應的蛋白質

ester 酯類：由一個醇類分子與一個酸類分子結合而成後失去一個水分子的反應生成物。

farnesene 法呢醇：屬於倍半萜碳氫化合物，經常出現在花朵類精油中，例如德國洋甘菊、依蘭或是玫瑰。

fibrosis 纖維化：富含膠原蛋白的基質沈澱物（纖維性組織），通常是例如慢性發炎這種大規模的組織損壞而造成。

fine Lavender 真正薰衣草：普羅旺斯地區精油貿易商和種植者用來描述當地生產的薰衣草的專有名詞。

flavonoids 黃酮類化合物：植物次要新陳代謝物的其中一類或黃色色素。以 2-phenyl-1：4-benzopyrone 為基本分子架構。

functional protein 功能蛋白：泛指所有會在細胞內執行功能的蛋白質，例如酵素、神經傳導素或受體。

GABA：γ-氨基丁酸（Gamma amino butyric aicd），哺乳動物的中樞神經系統中一種快速的神經傳導素。

galactose 半乳糖：類似葡萄糖的糖類分子。一種大量存在於神經細胞內，含有神經節糖與脂肪的分子。

gamma GT γ-麩胺醯轉移酶：麩胺醯轉移酶（GGT）是在 γ-麩胺醯循環（gamma-glutamyl cycle；即穀胱甘肽與藥物合成與分解，以及外來物質解毒的一種路徑）中扮演重要角色的一種酵素。

GC-MS 氣相層析-質譜分析法：氣相層析法與質譜儀聯合的成份分析法。在層析法過程中，混合物會被分成個別組成成份。這些獨立分別出的成份

然後會經過質譜儀，按照成份分子的質量（重量）與碎片樣式分辨出每種成份的真正名稱。

gene expression 基因表現：透過轉錄與轉譯將基因裡的資訊完整利用，製造出某種蛋白質使得基因呈現該有的表現型（性狀）。針對次要新陳代謝的現象而言，有可能並非所有基因永遠都會產生基因表現，它們可能存在著，卻維持未被利用的狀態。

genotype 基因型：某一種生物或細胞的基因構造，與其表現型（性狀）有所不同。

genuine and authentic 貨真價實的：此詞為亨利・維歐（Henri Viaud）所引用，形容未曾經過香料與香精工業的各種人為技術程序處理的精油。本書中直接以「純正」一詞涵蓋。

geraniol 牻牛兒醇：一種常見的單萜醇分子，在玫瑰草或管香蜂草（Monarda fistulosa）中含量特別高。

H1N1 新型流感：A 型流感（H1N1）病毒是 A 型流感病毒的一種亞型，是在 2009 年間最常見的人類流感原因。有些 H1N1 的毒株在人體上是有其地方性的。其他 H1N1 毒株只針對豬隻（豬流感）和鳥類（禽流感）有地方性。

hepatitis 肝炎：肝臟發炎的情形。通常都是因為 A 型或 B 型肝炎病毒感染而引起。

herbivore 食草動物：專吃植物的生物。

histamine 組織胺：作用在平滑肌與分泌系統受體上的強力媒介。

HMG CoA reductase 羥甲基戊二酸單醯輔酶 A 還原酶：這種整體膜蛋白（酵素）會催化羥甲基戊二酸單醯輔酶 A，使之生成甲羥戊酸（mevalonate）。甲羥戊酸會構成異戊二烯，然後異戊二烯形成單萜烯分子，這也代表膽固醇合成的第一步。由於此酵素會限制膽固醇生成的速度，它已被發現可作為降膽固醇藥品例如施德丁類藥物（statins）的標靶。

hydrophilic 親水性：物質的水溶性。請參考「生物學入門」單元。

hydrophobic 懼水性：物質的防水性。不溶於水的特性。

hypothyroidism 甲狀腺功能低下：甲狀腺功能低下是甲狀腺無法製造足夠甲狀腺荷爾蒙的狀況。症狀包括怕冷、便秘、憂鬱、疲倦或感覺整個人變遲緩。

interferon 干擾素：哺乳動物體內會製造的一種糖蛋白家族，能預防病毒在細胞內的繁殖增生。

ketone 酮類：氧原子以雙鍵方式與碳原子聯結的基本分子架構元素。

ligand 配體：任何可與另一分子產生鍵結的分子。常見的使用例子：一種荷爾蒙或神經傳導素分子與其受體結合。

limonene 檸檬烯：許多精油中常見的單萜烯碳氫化合分子。

linalool 沈香醇：許多精油中常見的單萜醇分子。

linalyl acetate 乙酸沈香酯：從沈香醇與乙酸形成的常見酯類分子。

lipids 脂質：可溶於非極性溶劑中的生物分子。它們屬於異質類群（heterogeneous group），僅靠其分子的溶解度來分別彼此。

lipophilic 親脂性：本身屬於油性或油溶性，不溶於水的物質。

mitochondria 粒線體：真核細胞的胞器之一，擁有可變度極高的結構。其內部液相含有酵素，其主要功能為透過核酸氧化的過程啟動 ATP（去氧核糖核酸；adenosine triphosphate）。

monoterpenes 單萜烯：精油中常見的成份；一種含有 10 個碳原子的揮發性不飽和碳氫化合物。見「萜類分子（terpenes）」。

mucositis 黏膜炎：黏膜組織的發炎情形。

nature identical 天然等同：此一詞大多用於香料與香精工業，並且用於形容由實驗室合成的食品添加物，被認為分子結構與天然形成的分子一模一樣，因為表面上它們擁有與其天然對應物一樣的分子結構式。

nervine 利神經劑：一種神經調節劑，作用在神經上，通常是透過安撫鎮靜的作用舒緩受攪擾的神經。

neuraminidase 神經氨酸苷酶：一種流感病毒外殼的跨膜蛋白（transmembrane

protein）。

neurotransmitter 神經傳導素：在化學突觸（兩個受刺激的神經元細胞交接處）可找到的物質，對於電子訊號的傳導扮演極為重要的角色。例如：乙醯膽鹼（acetylcholine）、GABA、正腎上腺素（noradrenaline）、血清素（serotonin）、多巴胺（dopamine）。

neutral 中性：水和水性溶液都有可能呈現鹼性、中性或酸性等特性。中性是指水或水性溶液中所含之氫離子與氫氧離子數量相等時所呈現的特性。

neutropenia 嗜中性白血球減少症：血液中嗜中性白血球（最常見，負責啟動主要急性發炎反應的白血球）的數量低於正常值的狀況。

nonpolar 非極性：當電子在分子的鍵結中平均地被分享時，會使得該分子不溶於水，但溶於油。

noradrenaline 正腎上腺素：又稱為「去甲腎上腺素」。是大部份交感神經系統中的神經傳導素。

nucleus 細胞核：真核細胞的主要胞器，將染色體與細胞質分別開來。

organelle 胞器：細胞內結構分別，且負責特定生理機轉的區域。

organicism 有機體論：近代生物學的基本學說之一，認為在生物體的組織分級之內，每升高一階層，其突顯特質就會提升。

paracymene 對傘花烴：精油中常見的一種單萜烯分子。

perillyl alcohol 紫蘇醇：從檸檬烯轉化的萜醇類分子。在柚子（Yuzu）精油中含量較高。它也是檸檬烯分子在肝臟經過第一階段氧化過程後產生的代謝物。

phenylpropanoids 苯基丙烷：遍及整個植物界，苯基丙烷類分子是許多結構聚合物的必要組成成份。除此之外，苯基丙烷的衍生物，例如花朵色素和氣味化合物，還能提供抗紫外線、對抗草食動物和病原體，以及仲介植物授粉的互動等功能。

phospholipd 磷脂質：為大多數細胞膜主要結構的脂質（除了葉綠體的半乳糖脂質外）。

photosynthesis 光合作用：利用綠色植物和綠色藻類所吸收的光能，合成有機化合物的過程。在綠色植物中，這個過程發生在含有光合作用功能色素的葉綠體內。

physicalism 物理主義：主張宇宙的本質與其中所有的都可符合物質形態。物理主義者並不否認這世界可能包含一些乍看之下並不物質的現象—生物現象、心理現象、道德現象，或社會本質等。但不論如何他們都堅持這些現象都屬於物質或因物質而造成的。

platelet 血小板：血液中的圓盤狀細胞，對於凝血機制和身體恆常性非常重要。

pleiotropic 多效性：擁有多重影響的意思。本書中主要使用此詞形容次級新陳代謝的多重影響。細胞裡的活動除了次級新陳代謝之外，另一個例子便是環腺苷酸（cyclo-AMP）對於細胞間的訊號發送具有多重影響。

polar 極性：化學鍵結中的電子無法平均共享時的狀態。這會造成該分子的水溶性特性增加。

Population Lavender 族群薰衣草：專指從種籽開始生長的薰衣草，有別於自母株插枝生長的薰衣草。

primary metabolites 初級代謝物：構成植物整體生物質量並進行日常活動的所有組成成份。這些包括蛋白質、碳水化合物、脂肪和油類，以及基因物質利如 DNA。

protein 蛋白質：一種以特定順序排列，直鏈狀的胺基酸聚合物。

receptor 受體：一種由膜圍繞或包覆著，會對游移的分子（通常稱為「配體」）反應，有著極高的特異性。

reductionism 化約主義：化約主義是目前最廣為接受的科學方法。將複雜的現象分成較小部分，然後分析該現象中最簡化、最基本的物理機轉，以解釋複雜現象的本質。

RNA 核糖核酸：在細胞裡扮演著資訊、結構與酵素等角色的分子。

ROS 活性氧分子：含氧的活性物質，負責殺死病原體細菌，但也同時會破壞

周圍組織。

salicylic acid 水楊酸：古時候水楊酸萃取自柳樹（例如：白柳）的樹皮，扮演著植物荷爾蒙的角色。它也是形成乙醯水楊酸—最知名的陣痛解熱藥之一—的主要結構式。在植物體內，水楊酸最終源自於與苯基丙烷相同的生物合成路徑。

scleroderma 硬皮症：硬皮症是一種廣為流傳的結締組織疾病，產生變化的組織包括皮膚、血管、肌肉和內臟器官。

secondary metabolites 次級代謝物：生產初級代謝物的生物合成路徑的副產物，而這些副產物恰好對植物的生存有所幫助，例如驅趕草食動物。長久以來這些物質不但成為植物的防禦機制，也是植物之間的溝通系統。精油是植物次及代謝物其中的一大類別。

semisynthetic 半合成物：從精油的角度來看，半合成物大多是指源自於植物，卻已透過化學反應被分離或變更的組成成份。

sensitization 致敏反應：免疫系統遇到某一主要過敏原之後所作出的強烈反應。換句話說就是對於某種過敏原再度接觸之後導致意想不到的強烈反應。

serotonin 血清素：在脊椎動物、無脊椎動物和植物體內都能找得到的一種神經傳導素和荷爾蒙。

sesquiterpenes 倍半萜烯：精油中常見的成份；一種含有 15 個碳原子的揮發性不飽和碳氫化合物。見「萜類分子（**terpenes**）」。

sesquiterpene lactone 倍半萜內酯：一大群具生理活性的倍半萜烯衍生物。內酯是指其在單一分子內形成了酯類結構的元素，使得整個分子呈環狀結構。

spasmolytic 解痙劑：舒緩痛性痙攣、一般痙攣和抽搐現象。

terpenes 萜烯類：一大群揮發性的不飽和碳氫化合物，常見於植物精油中。這些有機化合物是幾乎每個活物體內的主要生物合成要素。它們根據各自生物合成源自的萜烯類膽固醇合成路徑不同而有所區別。萜烯類分子

可藉由分子內的萜烯單位數量來分類，以字首標示於名稱，於是有了單萜烯（monoterpenes）、雙萜烯（diterpenes）、倍半萜烯（sesquiterpenes）…等。

thrombopenia 血小板減少症：一種血小板數量非正常稀少的血液疾病。

thujone 側柏酮：出現在側柏精油和鼠尾草精油中的一種單貼酮分子。

thuyanol 側柏醇：針對抵抗衣原體效果，並具有促進肝臟修護的萜醇類分子。

transaminase 轉胺酶：將胺基酸轉變成酮酸（keto acids）的酵素。

vegetative symptoms 生長症狀：因自律神經失調所引起的症狀，例如缺乏食慾或失眠等。

verbenone 馬鞭草酮：一種單萜酮分子，最為人知的就是它在迷迭香精油的成份出現。

vitalism 活力論：認為活的有機體與非活物實體有著本質上的不同，因為活的有機體含有某種非物質性的元素，或是受不同原理支配，與非活物不同。

volatile 易揮發的：易揮發的分子在一般環境條件下很容易就會揮發。

xenobiotic 異生化合物質的：任何有機體的外來物質。

專業芳療與健康照顧的學習殿堂

國際芳療師培育課程

Dr. Vodder MLD 淋巴引流證照課程

健康照顧派遣與諮詢

品牌教育訓練與諮詢

02-2781-0781
www.aromata.com.tw

國家圖書館出版品預行編目資料

精油的療癒智慧：芳療科學深度之旅 / 寇特‧史納
　伯特（Kurt Schnaubelt）作 ; 原文嘉等譯.
　-- 初版. -- 新北市：世茂, 2014.3
　面 ；　公分. --（芳香療法 ; 22）

譯自：The healing intelligence of essential oils :
　　　the science of advanced aromatherapy

ISBN 978-986-5779-14-6（精裝）

1.芳香療法 2.香精油

418.995　　　　　　　　　　　　　　102020620

芳香療法 22

精油的療癒智慧──芳療科學深度之旅

作　　　者／寇特‧史納伯特 博士（Kurt Schnaubelt, Ph.D.）
審　　　訂／原文嘉
翻　　　譯／原文嘉、林妍婷、劉語婕
主　　　編／陳文君
封面設計／鄧宜琨
出 版 者／世茂出版有限公司
負 責 人／簡泰雄
地　　　址／（231）新北市新店區民生路 19 號 5 樓
電　　　話／（02）2218-3277
傳　　　真／（02）2218-3239（訂書專線）‧（02）2218-7539
劃撥帳號／19911841
戶　　　名／世茂出版有限公司　單次郵購總金額未滿 500 元（含），請加 80 元掛號費
世茂網址／www.coolbooks.com.tw
排版製版／辰皓國際出版製作有限公司
印　　　刷／辰皓國際出版製作有限公司
初版一刷／2014 年 3 月
　　九刷／2023 年 10 月

I S B N／978-986-5779-14-6
定　　　價／699 元